AF138717

Bibliografische Information der Deutschen Nationalbibliothek

Die deutsche Nationalbibliothek verzeichnet diese Publikation in der Deutschen Nationalbibliografie unter dem Gesamtwerk „Eigentlich wollte ich Kaiserschnitt", ISBN 9783734788383 vom April 2015, BoD

Besonderer Hinweis

Das Werk einschließlich aller seiner Teile ist urheberrechtlich geschützt. Jede Verwertung außerhalb der Bestimmungen des Urheberrechtsgesetzes ist ohne schriftliche Zustimmung unzulässig und strafbar. Dies gilt insbesondere für Vervielfältigungen, Übersetzungen, Mikroverfilmungen und die Einspeicherung und Verarbeitung in elektronischen Systemen.

Haftungsausschluss

Teile des vorliegenden Buches basieren (unter anderem) auf zahlreichen persönlichen Angaben, die zur Wahrung der authentischen Wiedergabe inhaltlich nicht modifiziert wurden. Im Zweifelsfall wenden Sie sich bitte an Hebammen, Still-Experten, Arzt/Ärztin oder Apotheker. Weder die Autorin, noch ihr Lektorat können für eventuelle Nachteile oder Schäden die aus den im Buch vorgestellten Informationen resultieren, eine Haftung übernehmen. Alle Angaben erfolgen ohne Gewähr. Sollten sich trotz sorgfältiger Korrektur Fehler eingeschlichen haben, erbitten wir weiterführende Hinweise darauf. Wenden Sie sich in diesem Fall schriftlich an die Autorin.

Markenschutz

Dieses Buch enthält eingetragene Warenzeichen, Handelsnamen und Gebrauchsmarken. Wenn diese nicht als solche gekennzeichnet sein sollten, so gelten trotzdem die entsprechenden Bestimmungen.

1.Auflage, Januar 2016, ISBN 9783739230146
Herstellung und Verlag: BoD – Books on Demand, Norderstedt
Lektor: Johannes Doppler
Buchumschlag und Bearbeitung: Machrisanosamo
mcstrobl.jimdo.com

M.C. Strobl

Meine erste Geburt

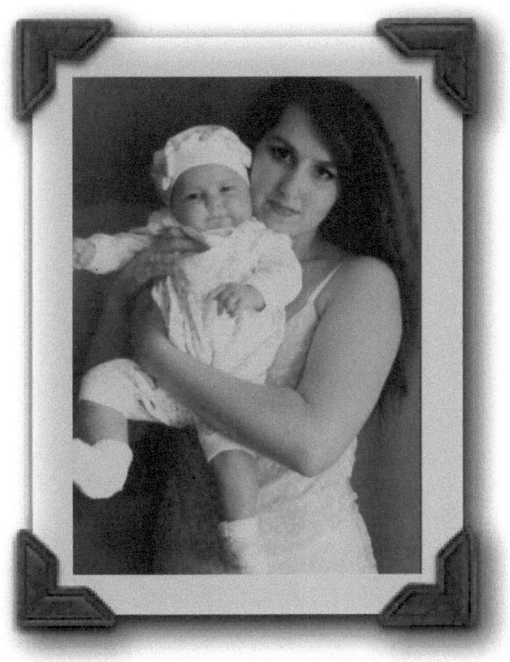

Für meine geliebte „große Tochter"

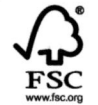

FSC
www.fsc.org
MIX
Papier aus ver-
antwortungsvollen
Quellen
Paper from
responsible sources
FSC® C105338

INHALT

Vergangenes und Heutiges

LERNPROZESSE

„Freiheit bedeutet Verantwortlichkeit.
Das ist der Grund, warum sich so viele vor ihr fürchten!"
George Bernhard Shaw

Von Ängsten durchgeschüttelt, durchlebte ich meine erste
Schwangerschaft vor 14 Jahren. Ein „Wunschkaiserschnitt", der
heutzutage so beliebt ist, wäre damals wohl auch meine erste und
einzige Wahl gewesen. Doch ich änderte meine Meinung. Ein
Prozess kam in Gang und führte mich hierher....

Als ich das erste Mal ein Kind erwartete, taten sich für mich
unzählige Fragen auf. Viele alte, vor sich hin brodelnde Ängste
strömten an die Oberfläche und ließen sich nicht wieder verdrängen.
Was Geburt anging war ich ein Hasenfuß. Ich assoziierte damit nur
Qualen, Ausgeliefert sein, Genitalverstümmelung, Gewalt,
Vergewaltigung. Der Weg zum süßen Baby erschien mir zu dornig,
um ihn bewältigen zu können.

Nachts holten mich schreckliche Albträume ein, in denen ich
auf einem Seziertisch lag, die Arme weit von mir gestreckt,
festgebunden, die Beine weit auseinandergespreizt. Mein Brustkorb
war geöffnet und seine Wirbel standen wie offene Schranktüren da.
Da waren mehrere fremde Menschen, vor allem Männer, aber auch
Frauen. Unzählige Augen, die in meine Eingeweide stierten und mit
ihren Händen voller Blut darin herumkramten, mit Messern und
Instrumenten fuhrwerkten. Ich spürte nichts, kein körperliches Leid,
doch der Schmerz in meiner Seele war ungeheuerlich. Ich konnte
nicht reden, mich nicht bewegen, nur zusehen... dieses Gefühl, ich
kannte es gut, konnte mich immer wieder in die Knie zwingen.
Woher ich das Gefühl kannte? Warte noch ein wenig, ich werde es
dir gleich erzählen.

Mit diesem Gefühl verband ich auch das Gebären.

Dem entgegen stand jedoch der innige Wunsch, mein eigenes
Kind zu bekommen.

Ich wollte herausfinden, wie es mir gelingen könnte.

Diese Albträume waren doch nur Träume und zeigten mir bloß meine Ängste auf. Wenn ich schon wusste, was mich ängstigt, dann würde es auch eine Lösung geben. Ich wollte sie finden.

Wenn ich in den letzten Jahren etwas gelernt habe, dann, dass ich über das natürliche Recht verfüge, mein Leben selbst zu gestalten, dass niemand das Recht hat, über mich zu bestimmten, mich zu bevormunden oder zu verletzen. Dass ich Grenzen setzen durfte, meine eigenen, ganz persönlichen. Dass ich es sogar musste, um weiter leben zu können. Würde ich es nicht tun, dann müsste ich als Erwachsene auch die Verantwortung für die Konsequenzen tragen, die Auswüchse der Entscheidungen anderer über mein Leben.

Es war klar, dass es nicht leicht sein würde in einer Welt, wo so vieles der Normalität angehört, das automatisch vor sich hin getan und einfach nicht mehr hinterfragt wird. Es wurde Usus, man machte das eben so und nicht anders. Wer sich dagegen auflehnte, musste mit Widerstand rechnen, im schlimmsten Fall mit Ausgrenzung. Bestimmt jedoch rüttelt man an den fragwürdigen Festen dieser fragilen Bauten, welche früher oder später ohnehin einstürzen würden.

Ich wollte nicht mehr länger Teil dieser Pseudo-Schönwelt sein.

Und nun war es soweit, loszulassen.

Da war viel Angst, aber auch vieles, das mich faszinierte. Die Abenteurerin in mir freute sich.

Die Neugierde auf dieses wundervolle Ereignis wuchs immer mehr.

Auf so vieles war ich gespannt, wie es sein würde. Das Gefühl, wenn der Bauch wächst, wenn man sein Kind unter dem Herzen zu fühlen beginnt, erst als Schmetterlingsflügelschlag wahrnehmbar, dann am Ende sogar teils schmerzhafte Tritte in die Eingeweide. Auf diesen „Ausnahmezustand" war ich gespannt, freute mich darauf, dass man mir im Bus wahrscheinlich den Platz anbieten würde, mir schwere Einkaufstaschen abnahm. Dass man wegen mir und meinem Kind das Rauchen auf draußen verlegen würde. Wie würde es sich anfühlen, wenn man selbst diejenige war, der diese Frage gestellt würde, von neugierigen Frauen mit leuchtenden Augen: „Wann ist es denn soweit?"

Auf diese erste Endorphin-Welle im Jahr 1997, vier Wochen nach meinem positiven Schwangerschaftstest, auf dem

Frauenarztstuhl, als er mir beim ersten Ultraschall diese Blase mit diesem winzigen klopfenden Herzen zeigte, war ich nicht gefasst. Mir blieb buchstäblich die Luft weg! Dass das möglich war?!

Ich bewegte mich, als hätte ich eine hauchdünne Glaskugel in meinem Inneren und es gab keine Minute, in der ich nicht daran dachte, nun schwanger zu sein. Es war sensationell und nahm auf jedem Bereich meines Lebens Einfluss.

Sogar wie ich Auto fuhr veränderte sich, nachhaltig. Meine Freunde bezeichneten mich stets als „wilde Hummel", weil ich gerne schnell und spritzig unterwegs war. Schlagartig hatte sich das geändert. Wer mich fortan vorbei gleiten sah, musste sich sehr wundern.

Nein, ich war nicht krank. Ich hatte nur richtig guten Grund, besonders gut auf mein Leben aufzupassen. Vielleicht wurde mir das zu dieser Zeit zum ersten Mal so richtig bewusst. Mein Leben hatte einen Wert.

*

SEELENNARBEN

Ich hatte viele Jahre damit zugebracht Psychotherapien zu machen.

Da waren die vielen nicht verarbeitenden Konflikte mit meinem vier Jahre zuvor verstorbenen Vater. Der Alkohol war der stille Herrscher über unseren Familienbanden gewesen. Seelischer Missbrauch, obskure Kontrollspielchen und Co-Abhängigkeit waren für mich zu einer normalen Sache geworden.

Und als ob dies nicht schon genug gewesen wäre, gesellte sich auch noch die Erfahrung sexuellen Missbrauchs hinzu. Dieses „andere Leben" wurde zu meinem „Unter-der-Woche Nachmittags-Programm" und hielt vier Jahre an.

Ein pensionierter Nachbar war zu meinem Freund geworden. Jeden Nachmittag (ich war ja bis halb sechs Uhr allein zuhause, meine Eltern arbeiteten beid) kam er „auf einen Sprung" vorbei. Da ich ohnehin nicht gerne allein war, freute ich mich in der ersten Zeit über den Besucher, der stets für meine vielen Gedanken und Sorgen ein offenes Ohr zeigte.

Er hatte sich in die kecke 10-jährige, die ich damals war, scheinbar verliebt. So nutzte er wohl meine fromme, manierliche Erziehung, beschenkte mich täglich mit Aufmerksamkeiten, Mehlspeisen und Kleidung. Strümpfe hier, Spitzenunterwäsche da, für ein Kind in der Präpubertät, das von seinen Eltern immer nur wie ein kleines unmündiges Kind behandelt wurde, waren diese mitunter wohltuende Gesten. Er brachte mir Dessous wie für eine richtige Frau mit, und ich fühlte mich dadurch tatsächlich auf eine Ebene höher gestellt, nämlich fast erwachsen. Mit zehn!

Und da ich nicht wusste, wie ich meine Dankbarkeit für diese Geschenke ausdrücken sollte, zeigte er mir eines Tages, wie...

So war ich knapp vier Jahre lang sein Nachmittagsvergnügen, von Montag bis Freitag, irgendwann in der Zeit von halb drei bis halb fünf seine Geliebte. Statt für die Schule zu lernen, stopfte ich mich mit den großzügigen Essens-Geschenken dieses Mannes, ausschließlich Mehlspeisen und Süßigkeiten, voll, um das „Stündchen" danach in einem Zuckerrausch zu ertragen.

Es begann mit harmlosen Umarmungen, Begrabschen, das immer inniger wurde, ging dann vom kameradschaftlichen Bussi zum schlatzigen Zungenkuss, allerlei Fummelei und Dreckssachen, die ich fast immer ohne Widerrede zuließ. Er ging weit, sehr weit.

Erst schuldbewusst, da ich ja ein schlechtes Gewissen hatte, soviel von diesem Herrn angenommen zu haben. Dann bald als Puppe, vermeintlich seelen- und willenlos, ein Objekt, unfähig zu widersprechen, sich zu wehren, gelähmt bis ins Innerste. Leider nicht wirklich gefühllos.

Wenn ich erst meinte, etwas auf gar keinen Fall tun oder aushalten zu können, wurde ich von ihm an seine große Liebe zu mir erinnert: „Wer ist denn immer da für dich? Wer hört dir denn zu? Warum glaubst du, gebe ich für dich mein ganzes Geld aus? Du weißt doch, was du mir bedeutest.....?! Alles, alles tu ich nur für dich!!! Dann kannst du mir doch auch ein paar kleine Gefallen tun. Na komm schon!"

Meine Mutter musste geschützt werden. Sie war schon damals eine Flüchtende, die sich von einer Krankheit in die nächste zurückzog, um dem Alltag mit meinem Vater zu entgehen. Hätte sie davon erfahren, dann hätte sie der Schlag getroffen. Sie war meine Mutter und mein einziger Halt gewesen. Was, wenn ihr etwas zugestoßen wäre? Ich tat mir immer sehr schwer mit Geheimnissen, aber dieses behielt ich konsequent bei mir. War ich doch überzeugt davon, dass alles meine Schuld und Verantwortung war.

Ich konnte mich sogar abspalten. Nun gab es ein zweites Ich, und keiner bemerkte etwas.

Die Hölle auf Erden, ein Gefühl ohne Namen war die Antwort auf die täglichen Demütigungen, die wenig körperlich gewaltsam, denn schleimig ein heischend und subtil manipulativ wirkten.

„Du weißt doch, wie es deiner Mama gesundheitlich geht. Wir wollen sie doch nicht aufregen! Sie muss ja nicht alles wissen!"

Viele Jahre musste ich schweigen.

*

REFLEXION

Mit 23 Jahren besuchte ich das erste Mal eine Selbsthilfegruppe für erwachsene Opfer von kindlichen Übergriffen. Nun fügten sich alle Puzzleteile zusammen, ich erfuhr alles über die weitreichenden Folgen dieser „Störung". Und heute weiß ich, dass Kinder eindeutige Verhaltensweisen an den Tag legen, an denen man sehr wohl eindeutig erkennen kann, wenn eines Opfer solcher Perversionen ist. Früher wurden diese Symptome kaum beachtet. Heute weiß man vieles darüber, dennoch bin ich überzeugt davon, dass immer noch zu viel weggeschaut wird.

Und zwar weil wir in einer Gesellschaft leben, die lieber wegschaut, sich nicht einmischen möchte, den Weg des geringsten Widerstandes geht. Menschen mit femininen Geschlechtsmerkmalen, sprich Frauen und Mädchen, werden nach wie vor als verfügbare Sexobjekte dargestellt. Immer noch verrichten die meisten Arbeiten, die keiner sonst machen will, die Frauen. Wer uns weismachen möchte, dass wir heute gleichberechtigt sind, hat die Scheuklappten nicht abgenommen.

Sehr viele Männer fangen erst an darüber nachzudenken, wenn sie Vater werden. Ganz besonders, wenn sie Vater einer Tochter werden. Ich kann mir gut vorstellen, dass er sich dann schon einmal fragt, ob er wolle, dass seine eigene Tochter zum Objekt von Männern gemacht werden würde...vielleicht das erste Mal, dass er die Würde einer Frau geistig erfassen kann.

Frau sein erlebte ich damals eindeutig als Fluch. Ich sah die Frauen in meinem Umfeld als unterdrückte, frigide, schauspielende, über jede Demütigung unterwürfig grinsende Dumpfbacken, die ihre Seelen an ihre Ehemännern verhökert hatten, der finanziellen Sicherheit wegen. Sie wirkten auf mich, als wären sie Nutten.

Sie erzählten davon, dass es das größte Glück für die Frauen war, Kinder zu bekommen, ihrem Mann und Ernährer als Dank ein nettes, ordentliches Zuhause zu schaffen, gute Putzfrauen und Köchinnen zu werden. Eine ganz besondere Frau konnte alles unter einen Hut bringen, ohne zu klagen, nach Schweiß zu riechen oder fett zu werden.

Der absolute Glücksgriff: ein Engel in der Familie, eine Dame in Gesellschaft und eine Hure im Bett, alles in einer Frau vereint.

Nun ja, das Kinderkriegen war eines dieser besonderen Opfer, die eine „richtige Frau" ihrem Manne bringen musste. Da musste sie einfach durch.

Unter all den anderen Umständen musste auch noch weiterhin der Haushalt klappen, auf gar keinen Fall durfte der Mann etwas von weiblichen Unpässlichkeiten mitbekommen, es galt, die Zähne zusammen zu beißen. Auch bei den Wehen. Es wundert mich nicht, dass damals die Mediziner die Geburten übernehmen mussten. Erstens, weil eine Zähne zusammenbeißende Frau es schwer hat, ihren Beckenboden weich zu bekommen. Und zweitens, weil sie es ja nicht gewohnt war, sich gehen zu lassen, selbst die Initiative zu ergreifen. Hätte denn sie, die kaum nach ihrer Meinung gefragt wurde, damals eine Antwort gewusst auf die Frage: „Wie wäre es Ihnen denn recht?"

Den Mann ließ man in diesen Dingen einfach außen vor. DA muss er nicht dabei sein! Er würde das nicht so gut vertragen!

Wie würde er künftig sein Weibchen betrachten, wenn er sie so sehen würde, so blutend und jammernd? So aufgespreizt, ausgedehnt, fremde Hände, die an ihr herumwerkten.

Nein, im Kreißsaal hatte ein Mann nichts zu suchen.

Im Übrigen erschloss sich für mich mit jedem Lebensjahr mehr der Eindruck, ein Frauenleben bekommt erst Sinn durch einen Mann, dem sie gefällt, der mit ihr zufrieden ist. Und wenn dies alles so klappte, dann würde er sie auch weiter behalten und „unterhalten". Eigentlich müsste es heißen „aushalten".

Es bereitete mir Unbehagen, eine Frau zu sein in dieser Welt. Ich hatte unendlich viele Fragen:

Warum muss es vielen weh tun, wenn frau die Regel hat?

Warum muss das Jungfernhäutchen denn sein?

Wieso ist es selbstverständlich, dass Frauen den Haushalt im Griff haben und kochen, putzen und bügeln können müssen?

Wieso steht das Essen auf dem Tisch, wenn der Vater kommt?

Jeden Tag? Warum wäscht er nicht auch ab, putzt das Klo, welches er anpinkelt, weil er unbedingt dabei stehen muss?

Sind Frauen wirklich dazu da, den Männern zu dienen, und wenn ja, warum?

Warum schminken sich nur die Mädchen, wenn sie weggehen? Damit sie eher die Jungs kennenlernen, die ihnen gefallen?

Wieso kommen Männer immer zum Orgasmus und Frauen nicht? Weil sie das nicht so brauchen? Warum?

Ich habe all diese Dinge streng hinterfragt und dabei herausgefunden, dass ich eine Wahl habe.

Ich wusste viel zu lange gar nicht, dass es mehrere Möglichkeiten gibt.

Aber warum sagt einem das denn niemand?

Dass das Kinderkriegen ganz offensichtlich mit Höllenschmerzen verbunden sein muss, war für mich schon in der Vorstellung eine unzumutbare Strafe, ein Fluch, mit dem ich mich nicht einfach abfinden konnte.

Der Sinn meines Lebens schien für mich damals, mit 21 Jahren, beängstigend und völlig unklar. Es war nicht das erste Mal gewesen, dass ich in Depressionen schlitterte.

Nach zwei vergeblichen Versuchen, diese Welt zu verlassen, erschien es mir unmöglich mein Leben zu achten und sorgsam damit umzugehen. Verantwortung zu übernehmen war zu Beginn der Therapien für mich bloß eine schale Floskel. Ich konnte nichts damit anfangen.

Das änderte sich nach und nach während der Aufarbeitung meiner Geschichte. Ich hatte begonnen, ein Tagebuch zu führen, und dies als sehr hilfreich auf der Reise in mein eigenes Bewusstsein erlebt. Kaum ein Stein meines alten (inneren) Hauses blieb auf dem anderen, ich hatte begonnen, es neu aufzubauen.

Was Leben wirklich bedeutet, was Verantwortung überhaupt ist, sollte mir dann im Grunde erst später als Schwangere klar werden.

Die Therapien verhalfen mir also zu einem Grundschatz, einem theoretischen Gerüst, welches mit Substanz gefüllt werden musste, um ein Ganzes, um griffig zu werden. Dieses Ganze nenne ich Leben.

Der Drang ins Leben begann einige Jahre vor der Zeugung meines ersten Kindes. Ich denke oft daran, dass diese Jahre unweigerlich zu dieser „mysteriösen Zeugung" führen mussten.

Da war stets der innige Wunsch in mir, Kinder zu haben. Für mich war immer klar, dass ich Mutter werden wollte. Doch ich wollte es irgendwie anders, mein Alltag war so unbewusst, ich sah so viel Irrsinn um mich herum, auch in meinen eigenen Wänden. War die Basis bereits geschaffen, war der Zeitpunkt ideal? Ich war wohl verheiratet gewesen, auch mein Mann wollte Kinder, doch irgendwie wollte es nicht klappen, dass ich schwanger wurde. Außerdem erinnerte mich mein Mann im Laufe der Therapien immer mehr an meinen Vater, zu dem ich eine angstbesetzte Liebe empfunden hatte.

Es stimmt offensichtlich, was ich in der Tiefenpsychologie gelernt hatte: man wählt den ersten Ehemann stets nach dem Vorbild des eigenen Vaters. Wollte ich das denn wirklich?

*

ERWACHSEN WERDEN

„Sie haben kaum einen Eisprung!
Es wird schwierig werden mit dem Schwanger werden! Wenn überhaupt, dann wird es nur mit Hormonkur klappen!" meinte mein Frauenarzt.

Ein Jahr zuvor hatte ich die Pille abgesetzt. Es beunruhigte mich ein wenig, dass ich trotz häufigem Geschlechtsverkehr noch nicht schwanger geworden war.

So richtig stark war der Kinderwunsch zu diesem Zeitpunkt zum Glück noch nicht gewesen.

Ich fühlte mich mit 22 Jahren auch noch zu jung. Das Leben dauerte noch so lange, wer weiß, was sich ergeben würde?

Immerhin war ich ja beschäftigt mit meinem Musik-Engagement in Deutschland. Die Phasen zwischen den Studioterminen nutzte ich, um für eine lokale Wochenzeitung Artikel zu schreiben und als außerordentliche Hörerin Psychologievorlesungen auf der Uni zu besuchen. Ich wollte lernen. Nun war ich ja erwachsen. Niemand konnte mir mehr vorschreiben, was ich zu tun oder zu lassen hatte. Niemand konnte mich von meinen Plänen abbringen, mich mit altbekannten „Das schaffst du sowieso nicht!"-Attitüden kleinhalten.

Mit Zwergenschritten begab ich mich ins Erwachsenendasein. Erwachsen fühlen tat ich mich aber nicht. „Handeln als ob"e war eine gute Strategie, die mein Therapeutin vorgeschlagen hatte.

So zu tun, als hätte ich gesunde Grenzen. So zu tun, als hätte ich keine Sorgen. Tun als wüsste ich, wohin ich gehen will. Das kann auf lange Sicht wirklich zum Erfolg führen.

Ich tat nun also so, als wäre ich erwachsen.

Doch keine Frage: Diese Entscheidung irritierte mein altes Umfeld. Plötzlich stand meine Mutter da und erklärte, sie würde sich Sorgen machen.

Ich hatte doch mit 19 einen netten Mann geheiratet. Meine Sippe hatte Hoffnung, ich schien mich in eine entsprechend angepasste Richtung zu entwickeln. Jetzt putzte ich und bügelte, ja, ich kochte sogar gelegentlich!

Allerdings legte mein Mann kaum Wert darauf. Lieber kochte er. Er wollte auf keinen Fall ein „Hausmütterchen" haben. Doch die Frauen in meiner Familie fanden dies seltsam:

„Warte erst mal, wenn die Liebe weg ist, dann wird er auch wollen, dass du ihn bedienst, denn sonst rennt er dir davon und sucht sich eine, die mütterlicher ist und einen weiblicheren Vorbau hat als du!".

Ich war es ja mittlerweile gewöhnt, kritisiert, belächelt und nicht für voll genommen zu werden. Ich hatte immer schon merkwürdige Ansichten. Meine Leute sagten, ich sei anders. Vor allem hatte ich Probleme mit unsinnigen Mustern und Lebensweisen.

Jetzt als „Erwachsene" durfte ich für meine Meinung einstehen und auch mal „Nein" sagen!

Während meines Psychologiestudiums wuchs ich schon mal über mich hinaus, ich traute mir nun wohl zu, aufs hohe Ross zu springen. All die Jahre, wo ich mich unterschätzt, verkannt und unterdrückt gefühlt hatte, mussten jetzt kompensiert werden.

Mit erhobenem Zeigefinger ging ich los und erklärte eine schreiende genervte Mutter für eine Kindesmisshandlerin, jede Frau, die bei ihrem ausbeuterischen Mann blieb für eine feige, devote Pute.

Das kam gar nicht gut an.

„Krieg erst mal selbst Kinder!", war eine berechtigte Reaktion auf so etwas.

Ich wollte auf jeden Fall alles perfekt machen. Und ich war überzeugt, ich würde einmal die perfekte Mutter sein. Ich war auf dem besten Weg dahin...nur das mit dem Kinderkriegen gestaltete sich als problematisch. Wie konnte ich das lösen?

Jeden Tag bekommen unzählige Frauen auf der Welt Kinder. Das musste ich doch auch schaffen können!

*

Frauen, Männer, Beziehungen

Ich fragte mich, was Frauen heutzutage überhaupt noch dazu bewegte, Kinder auf normalen Wege zu bekommen? Es gab doch schließlich Periduralanästhesien und Kaiserschnitte.

Was für eine Quälerei tut man sich da an?

Wozu denn eigentlich?

Mir gruselte davor.

Waren denn die meisten Mütter Märtyrerinnen? Unterwarf sich „die normale Frau" denn gerne?

In meiner Welt waren die Frauen bloß Opfer und Männer, die nicht potentielle Ausbeuter und Vergewaltiger waren, die große Ausnahme.

Es musste damit zu tun haben, dass sie vor ihren Männern die Heldinnen spielen wollten. So wie sie sich für sie zurecht brezelten, sie bedienten, bekochten, bebügelten, ihnen im Bett Orgasmen vorspielten....doch dieses natürliche Kinderkriegen. Angeblich zeigt sich jede Frau in den Wehen doch, wie sie wirklich ist. Spätestens nach der ersten Geburtserfahrung müssten die Frauen jedoch bemerkt haben, dass sie dabei alles andere als sexy auf die Männer wirkten. Schließlich tut sich doch da eine Kluft zwischen der glatten, netten Gefährtin und der andererseits sehr erdigen Eva auf.

Erlebt ein Mann in den Stunden der Niederkunft seine nackte, hilflose Heldin, schwitzend, tonnenschwer, alles raus lassend, röhrend, wimmernd, schreiend, wie ein Kind quengelnd, trotzig, zornig, brutal, grob, beleidigend, mit der Mimik einer Geistesgestörten, kackend, tollpatschig, anklagend, unsicher, verzweifelt, ungeschminkt, wild.

Ich beobachtete bereits seit Kindertagen Beziehungen. Vor allem Partnerschaften hatten es mir angetan.

Lag es möglicherweise daran, dass ich selbst einer merkwürdigen Verbindung entwuchs? Meine Eltern waren keine Liebenden. Ich bin nicht mal sicher, ob sie sich gemocht hatten. Ich weiß, dass mein Vater meine Mutter anschmachtete, stets wollte er ihren Wünschen gerecht werden. Das ist ja an sich nichts negatives, doch kann dies kaum auf Gegenseitigkeit beruhen. Mein Vater war der zweite Ehemann meiner Mutter gewesen und leider gelang es ihm nicht wirklich, ihr Herz zu erobern.

Meine Mutter hatte aufgehört Männer zu lieben und zu begehren, nachdem ihr erster geliebter Mann sie mit einer Kollegin betrogen und verlassen hatte.

Sie, die Königin unter den Frauen in dem kleinen Örtchen.

Es stimmt, Mama war wirklich eine bemerkenswerte Erscheinung . Ich kann mir vorstellen, dass sie sich eher mit einer Hollywoodschauspielerin identifizierte, denn einer Frau aus Fleisch und Blut.

Prüde, schamhaft, verklemmt und bei all dem immer lächelnd, so erlebte ich meine Mutter. Ich fand es verlogen, weil ich wusste, dass sie nur eine Rolle spielte, um zu gefallen.

Und um mich herum entlarvte ich ganz viele Frauen, die diese Muster aufwiesen. Es konnte doch nicht wahr sein, dass die immer alles tolerierten und fähig waren, über den Dingen zu schweben.

An meiner Mutter erkannte ich gut, wie diese Frauen wirklich tickten.

Und ich konnte mir beim besten Willen nicht vorstellen, wie sie im Kreißsaal ihr Gesicht wahren wollten. Wie sollten sich die Männer dann erst verhalten angesichts der abbröckelnden Fassaden ihrer Traumfrauen?

Es galt ja für die Frau nur eines: Begehrenswert zu sein. Mehr als sonst standen Gunst und Liebe ihrer Männer auf dem Spiel.

Und ich verstand das auch. Ich selbst wollte keinesfalls zu so einer unkontrollierten Gebärfurie werden.

Und wie schlimm musste das Kinderkriegen sein, wenn „anständige Frauen" derart aus der Rolle fielen?

Ich sah für mich nur eine Möglichkeit: den Kaiserschnitt.

Doch dann änderte sich alles.

*

Ich denke nach...
ÜBER DIE NATUR

Was auf unserem Planeten in einem Jahr etwa 80.500.000 mal passiert, pro Tag etwa 221.000 mal, auch in meinem Leben wird es noch einmal geschehen.

Man kann davon ausgehen, dass es jede Sekunde 2-3 Mal passiert: Es kommt ein Mensch auf die Welt. Nicht irgendeiner. Der Sohn oder die Tochter einer Frau. Diese wird im selben Augenblick zur Mutter.

Es kommt also ein neuer Mensch zur Welt.

Wie kommt es wohl dazu?

Eigentlich ganz natürlich. Es passiert einfach. Allein die Zeugung ist ein Vorgang, der, nicht allein äußerlich betrachtet, unglaublich spannend abläuft. Ein Wettrennen der besonderen Art. Es kann nur einen Gewinner geben, der sich mit der bereiten Eizelle verbinden darf. Dass es danach zu einer Einnistung in der Gebärmutterschleimhaut kommt grenzt beinahe an ein Wunder. Und dass sich aus dieser Eizelle samt Spermium ein Embryo, ein Fötus entwickelt, mit Armen, Beinen, Fingern, Ohrläppchen, Magen, Herz, Hirnkammern, Adern, Prostata oder Eierstöcken und allem, und viel mehr, was so zu einem Säugetier dazu gehört ist absolut genial. Jeder Mensch in unserer aufgeklärten Zivilisation hat schon davon gehört. Viele haben Dokumentationen in Fernsehen oder Internet gesehen, einige haben darüber gelesen. Spätestens in der Schwangerschaft beginnen die meisten werdenden Mütter und Väter, sich mit der Entwicklung ihres Kindes im Bauch der Schwangeren auseinander zu setzen. Und meistens staunen sie nicht schlecht. Es ist wahrhaft unfassbar, was hier passiert!

Was am faszinierenden ist? Dies geschieht völlig ohne unser Zutun!

Man bekommt direkt das Gefühl, die Natur weiß, was sie tut. Tatsächlich könnten wir vertrauen, uns zurücklehnen und die Dinge geschehen lassen. Nach neun Monaten ist das Kind fertig. Mit allem drum und dran. Es hat sich schon eine dicke Speckschicht zugelegt, damit es in diesem rauen Klima da draußen geschützt ist. Und schon schlüpft das einzigartige Wesen und wird einfach an den Busen seiner einzigartigen Mama gelegt, wo es die gesündeste Milch bekommt, welche auch in ihrer Zusammensetzung einzigartig und ideal auf den zarten Organismus abgestimmt ist.

Und mit dieser Gewissheit könnten wir uns schon entspannt zurücklegen und die Natur einfach machen lassen.

Oder doch nicht?

Warum kommt es mir oft so vor, als würde die Ehrfurcht vor diesem herrlichen Ereignis nicht lange anhalten? Warum, wenn doch eh alles von selbst abläuft, laufen wir zu Ärzten, Freundinnen, lesen Bücher? Wir wissen, dass alles, was uns gut tut, auch unserem Kind gefällt. Dass alles, was wir uns zuführen, auch unser Kind über die Nabelschnur bekommt. Wir wissen auch, dass selbst in ganz armen Regionen dieser Welt die meisten Kinder gesund und gut geboren werden. Ohne Ultraschall, ohne Vitamintabletten, ohne Arzt. Es scheint, wir haben vergessen, dass die Evolution des Menschen schon 7 Millionen Jahre ganz gut funktioniert. Auch ohne moderne Medizin.

Natürlich gibt es auch „Pannen", weil eben rein gar nichts perfekt ist. Wir leben auf einem (fast) perfekten Planeten als (fast) perfekte Lebewesen. Wir haben viele Erkenntnisse gewonnen in den letzten paar hundert Jahren. Wir wissen heute, welchen Stellenwert die Sauberkeit einnimmt, vor allem in der Wochenbettsituation. Kinder, die quer liegen können heute gesund, und für die Mutter nahezu schmerzlos auf die Welt kommen dank verbesserter Operationstechniken. Wir können den Herzschlag von unserem 6 Wochen alten Embryo hören. Es ist sogar möglich geworden, das Ungeborene in der Fruchthülle in dreidimensionaler Form und in Echtzeit zu sehen, sein Geschlecht, sowie mögliche Erbkrankheiten zu erkennen.

Doch wie mit sehr vielen Errungenschaften der modernen Welt haben wir den Überblick verloren. Die Demut vor diesen Entdeckungen ist abhanden gekommen. Die Götter in weiß beherrschen intrauterine Herzoperationen am Föten. Unerwünschte Schwangerschaften, auch „Unfälle" genannt, werden einfach rückgängig gemacht. Das nennt man „Abrasio", auch Ausschabung, gemeint ist die Abtreibung. Wir leben in einer Zeit der Wunschkaiserschnitte und schmerzlosen Geburten. Ja, wenn wir wollen, können wir uns gar den Geburtstag unseres Kindes aussuchen. Wir scheinen tatsächlich ein gewisses Allmachtsgefühl entwickelt zu haben, wir meinen gar, wir stünden kurz vor der absoluten Kontrolle dieser Welt.

In Wahrheit sind wir blind dafür geworden, dass nicht wir als Individuen die Kontrolle über unsere Leben haben, sondern ein großes System, angeführt vom Machthunger und Kontrollzwang derjenigen, die an den Fäden eines völlig absurden Apparates ziehen. Ich habe schon häufiger daran gedacht, dass wir Marionetten sein könnten. Marionetten, die einem Kontrollsystem dienen.

Es klingt böse. Und das ist es auch. Wie in so vielen Bereichen unserer Ära läuft auch in der Geburtshilfe das Boot aus den Rudern. Nicht mehr der einzelne Mensch zählt, sondern das Endergebnis, die Quoten und Daten. Wir hätten gerne eine aufgeräumte, saubere Welt mit einer gesunden, schönen Fauna und Flora. Alles hat sich in einem Normbereich zu bewegen, außerhalb dieses Feldes wird selektiert. Wir alle möchten gerne „normal" sein, denn was aus der Reihe tanzen bedeutet, hat uns ja die Geschichte des Nationalsozialismus auf sehr tragische Weise gezeigt. Um normal zu sein, ist ein gewisses Maß an Unterordnung gefordert. Folglich kommt es nicht gut rüber, negativ aufzufallen.

Dieser Druck kostet viel Kraft und wir büßen eine gehörige Menge an Eigeninitiative, Lebendigkeit und Selbstbestimmtheit ein. Auf diese Weise funktioniert die Demokratie im alltäglichen Leben auch nur bedingt.

Plötzlich sind wir schwanger und haben Verantwortung für noch jemanden. Dieser Jemand ist ein Geheimnis. Viele von uns stehen das erste Mal im Leben vor einem großen geschlossenen Tor und das Ungewisse macht uns Angst. Wir sind es nicht mehr gewöhnt, auf die Natur zu vertrauen.

Die Regel bleibt aus, die Brüste ziehen, von einem Leben im Bauch bekommt man erst einmal nichts mit. Wir können es kaum glauben, dass wir ein Kind erwarten, doch der HCG-Testund sogar der Arzt haben das bestätigt. Wir warten ab, was wohl weiter passiert.

Wir ahnen einfach überhaupt nichts von der Präzision, die da in unserem Inneren unermüdlich unsere Nachkommen erschafft.

Wir fallen dem Arzt vielleicht um den Hals, wenn er sagt: Sie sind schwanger! Aber ER hat uns dieses Lebewesen nicht eingepflanzt. ER wird auch nicht dafür zuständig sein, dass es jeden Tag wächst und sich entwickelt. Wie bei einem Apfel geschieht dies nach einem ganz genauen Plan. Wenn er reif ist und voller Pracht und Vitamine, fällt er von selbst ab.

Ich muss mich wieder daran erinnern, mich selbst bei der Nase nehmen und wieder an meinem Naturvertrauen arbeiten. Denn, ich weiß, jeder Eingriff in diesen Kreislauf bringt ihn durcheinander und das Chaos ist vorprogrammiert.

Nicht die Kontrolle ordnet die Dinge im Leben, sondern das Leben ordnet selbst. Wie sehr überschätzen wir uns doch, wenn wir glauben, das besser hinzukriegen?

*

EINE GESCHICHTE DER GUTEN HOFFNUNG ISABELLA

Sie war das erste Baby gewesen, dessen Entwicklung ich mit 13 Jahren fast hautnah miterleben durfte. Isabella war das erste und einzige Kind meiner Schwester Andrea und ich liebte sie fast so, als wäre sie mein eigenes Kind gewesen. Ich erlebte mit, wie sie als langersehntes Wunschkind in Watte gepackt, in ihrem neuen, perfekt vorbereiteten Zuhause ankam. Wie besonders diese ruhige Zeit war, wo niemand stören durfte, der sich nicht angemessen würdevoll und respektvoll verhielt. Wie in einem Schutzcocoon hielt man Mutter und Kind geborgen, die Vorhänge meist halb zugezogen, das Licht im Raum musste an die alte Heimat im Bauch erinnern. Die Stimmen der Besucher waren flüsternd, die Sohlen leise, wie die einer Katze. Kein Fernseher, kein Radio, kein Gelage von grölenden Gästen, die auf den neuen Erdenbürger einen trinken gehen mussten, wie das damals durchaus üblich war.

Nicht so hier. Der frischgebackene Vater verharrte aufmerksam bei seiner Königin, der Mutter und seiner wunderhübschen Tochter, bereit, ihr und seinem Spross jeden Wunsch von den Lippen abzulesen. Das Kind, sowie auch die Mutter waren gebettet in Liebe, Nähe und Zärtlichkeit. Die meiste Zeit wurde die Kleine entweder im Arm gehalten oder herumgetragen. Alles drehte sich um das kleine Geschöpf. Es war ja auch anbetungswürdig.

Der Zauber hatte mich gefangen und so kam es, dass ich eine Stunde lang an ihrem Bettchen wachen, sie betrachten und bewundern konnte. In dieser Zeit erfuhr ich selbst soviel über die Achtung und die Würde von Leben. Und ich konnte ahnen, dass dieses Wesen noch vor kurzem bei den Engeln gewesen sein musste. Bestimmt war es selbst eines davon.

Auch wenn diese Atmosphäre kitschig und sentimental anmutet, schon beinahe a là Hollywood, sie war Wirklichkeit.

Und bis zu diesem Zeitpunkt gab es wenig in meinem Leben, das sich „richtig" anfühlte. Doch dieses war eines davon.

Tragisches Detail am Rande: Meine Schwester war lebensbedrohlich krank gewesen in dieser Schwangerschaft. Es war tatsächlich ein großes Wunder, dass sie diesem Kind ein gesundes Leben schenken durfte. Unter vielen Monaten der qualvollen Untersuchungen und Eingriffe, Ängste und Schmerzen hielt sie nun ein gesundes , prachtvolles Baby im Arm. Die Entbindung war für die frisch operierte, geschwächte Mutter ein dramatisches wie traumatisches Erlebnis gewesen, welches mit einem Riesen-Dammschnitt und einer gewaltsamen, wie blutigen Vakuumextraktion endete. Die Kleine blieb zum Glück unbeschadet.

Diese Gnade war für jeden in unserer Familie zu spüren. Da war kein Platz für banale Fragen oder Diskussionen über Namen, Babynahrung oder das Gewicht der Mutter. Da war bloß Dankbarkeit, Demut und grenzenlose Liebe zu spüren.

Ganz sicher stellte dies eine Ausnahmesituation dar. Wir alle waren so froh, dass meine Schwester mit dem Leben davonkam und konnten dieses zusätzliche Geschenk, Isabella, gar nicht fassen. Dieses Wunderkind.

Ich bin davon überzeugt, dass ein Kind auf die Welt zu bringen immer ein Ausnahmezustand ist. In dieser Zeit erhält das Leben einer Frau eine neue Dimension, wo sie offener und verletzbarer denn je wird. Einerseits. Gleichzeitig jedoch wächst in ihr eine neue Kraft, die Urmutter beginnt sich langsam zu entfalten.

Ich erinnere mich, dass meine erste Schwangerschaft mich sehr mutig gemacht hat. In der Tat war ich plötzlich konfrontiert mit vielen Urängsten. Sie brachen nach und nach über mich herein und ich wusste nicht, wie mir geschah. Etwas, das ständig auf der ganzen Welt wie von selbst vonstatten ging, nämlich das Gebären von Babys, machte mir so große Angst, dass ich mich am liebsten in ein Schneckenhaus zurückgezogen hätte. Doch etwas, das damals eine Tatsache war, verlangte unweigerlich eine ernsthafte Auseinandersetzung.

Die Brüste spannen, die Regel kommt nicht, man sieht beim Arzt, dass hier in der eigenen Gebärmutter tatsächlich etwas zu existieren scheint, das wahrhaft aussieht wie ein Embryo. Inmitten pumpt ein kleiner Punkt im schnellen Rhythmus. Der Bauchumfang weitet sich, im Inneren flattern Schmetterlinge. Ich war hin und her geschüttelt von Empfindungen.

Mal war es grenzenlose Freude und Euphorie: „Ich bekomme mein eigenes Baby!"

Dann wiederum ein stummes Unbehagen tief im Inneren. Nicht immer war mir klar, dass die Dinge nun unaufhaltsam ihre Wege gingen. Manchmal wurde es mir sehr stark bewusst und mein gesamter Körper bebte vor Schreck. War das gut für das Kind? Ich wollte doch meinem Kind nicht schaden, doch selbst wenn ich mich zusammenreißen würde, innen drin wären doch immer noch all diese Gedanken und Gefühle, die mich vergiften. Und somit auch das Kind in meiner Gebärmutter.

Ich hatte mir in den ersten Monaten einen ziemlichen Druck gemacht, denn ich wollte alles ausmerzen, verarbeiten und entsorgen, was dem Gedeihen meines Kindes schaden könnte. Wie brachte ich also diesen psychischen Mist aus mir heraus? Wovor genau fürchtete ich mich so sehr?

Mir wurde klar, dass es die Geburt war, die ich gerne meiden wollte. Wie Jesus auf dem Ölberg flehte ich: „Lass diesen Kelch an mir vorüberziehen!", als ich den positiven Schwangerschaftstest in Händen hielt.

Damit meinte ich keineswegs mein Kind, das da in mir wuchs. Allein den Zeitpunkt der Geburt wollte ich irgendwie ausblenden. Ich wollte keine elenden Schmerzen durchstehen, keine Saugglocke, keine Dammschnittscheren, keine dramatischen Szenen, wo man meinen Mann hinausschickte, in denen ich hysterisch schrie wie ein endendes Tier, wollte nicht festgehalten und von fremden Menschen besänftigt werden, die beschwichtigend auf mich einredeten. Die Vorstellung daran kam mir vor wie eine Szene in einem Horrorfilm.

Was ich bis zum Eintritt meiner ersten Schwangerschaft nicht klar sah, war, dass meine Schwester zum Zeitpunkt, als sie Mutter wurde eine schwerkranke Frau gewesen war. Ihrer schlimme Krankheit hatte sie all dieses Horrorprozedere zu verdanken. Sie hatte seit Monaten im Krankenhaus gelegen, ihr Organismus war geschwächt und die Ärzte waren zutiefst besorgt gewesen. Vier

Wochen zuvor war ihr der Schädel geöffnet worden, eigentlich war gar keine „normale Geburt" geplant gewesen. Doch Andrea wollte es so. Nicht zuletzt, weil sie ohnehin schon genug Operationen und Medikamente zu überstehen hatte.

Die Saugglocke war in diesem Fall angebracht gewesen, da die Kopfnaht noch zu frisch war. Sie hätte sich bei den anstrengenden Presswehen lockern können. Ich bin heute noch zutiefst traurig darüber, dass meine Schwester diese schreckliche Erfahrung machen musste. Doch hatte ich erkannt, dass ich eine normale vaginale Geburt nicht an diesem Geburtsbericht messen konnte.

Ich war gesund.

*

DIE WAHL

Es dauerte eine Zeitlang, bis ich begriff, dass ich eine Wahl hatte. Dass sämtliche Eingriffe eine Möglichkeit waren. Mir wurde klar, dass ich selbst entscheiden konnte, wer was mit mir machte und ob überhaupt.

Was mich zu diesem Geistesblitz führte?

Ich hatte begonnen allerlei Geburtsbücher zu lesen. Und ich erkannte bald, dass ich bewusst eine Wahl treffen konnte.

Es gab traditionelle Aufklärungsbücher mit Abbildungen von Kreißbetten, Dammschnitt- und Betäubungstechniken. Die Frauen bekommen darin vor der Entbindung routinemäßig einen Einlauf, werden rasiert und pressen erst dann ihr Kind raus, wenn Arzt oder Hebamme das OK dazu geben.

Die zweite Kategorie waren Bücher, in denen sehr gut beschrieben war, dass die modernen Kliniken Frauen ein Mitspracherecht einräumten. Außerdem musste hier keine mehr unnötig leiden, es wurden Pudendusblöcke beim Dammschnitt angeboten, sowie eine rosa Badewanne für die Eröffnungswehen.

Wie nett, aber ich hatte immer noch Bauchweh!

Glücklicherweise fiel mir dann ein Buch in die Hände, das alles veränderte. Es handelte vom selbstbestimmten Gebären.

Nun hatte sich etwas aufgetan, das mir Hoffnung schenken konnte. Es waren Bücher von Sheila Kitzinger und Ina May Gaskin, die mir letztlich die Augen öffneten. Die selbstbestimmte Geburt, eine Geburt, deren Randbedingungen im weiten Masse ich selbst erschaffen und entscheiden konnte. Das gefiel mir wirklich.

Ich nahm mir vor, kritisch zu sein und mir selbst das Recht zu geben, für mich und mein Ungeborenes einzustehen, denn ich allein war es doch, die für uns beide die volle Verantwortung trug. Ich selbst musste dafür sorgen, dass wir heil blieben.

Und ich lernte, dass dieser Einsatz auch Früchte trägt.

*

Ich denke nach....

DIE NEUEN MÜTTER

Wie mit so vielem in unserer Gesellschaft, wie Arbeit, Geld, Sex, Religion, Tod, Essen, Trinken, usw. wird leider auch mit dem Thema Kinderkriegen viel Schindluder betrieben.

Was ist heute noch gesund? Was macht heutzutage denn nicht krank? Es scheint, nicht möglich zu sein, einfach nur mehr zu arbeiten, was einem wirklich liegt, am Monatsende das Geld zu erhalten, das man sich wirklich verdient hat, eine schöne erfüllende Sexualität mit Intimität zu leben, einer kirchlichen Institution zu vertrauen, Essen und Trinken zu genießen, das uns nicht krank macht.

Was bleibt sind Opfer. Unmündige. Süchtige. Verwirrte. Patienten. Und wo sind die Täter? Wem übertragen wir die Verantwortung für unser Leben?

Wo bleibt die Würde?

Selbstbestimmtheit ist das Thema. Wir alle lernen in den Schulen, uns anzupassen, still zu sitzen und still zu sein. Uns wird Unterrichtsstoff eingedrillt, den wir zum Großteil in unserem Leben gar nicht brauchen. Dennoch wird Druck gemacht, immer müssen wir mehr wissen, schneller sein, als unser Nachbar.

Und Frauen haben in unserer Gesellschaft eine Sonderstellung. Sie dürfen sich in besonderer Weise als Allroundgenies entfalten. Eine angesehene Frau ist stets adrett und freundlich zu jedem. Sie ist schlank und erfolgreich, gebildet aber nicht prahlerisch, schon gar nicht laut. Im Idealfall managt sie klaglos alles: Garten, Haushalt, Kinder, Ehemann. Mit einer Liebenswürdigkeit verzeiht sie ihrem Gatten gewisse Launen, ist nachsichtig, zärtlich und eine gute Zuhörerin. Auf Knopfdruck wird sie temperamentvoll, spielt auch schon mal die Super-Liebhaberin vor, um ihren Partner zu beeindrucken, um sein Selbstbewusstsein zu füttern. Sie weiß, wie sie ihn halten kann, damit er nicht auf Abwege kommt, sich am Ende noch eine Jüngere nimmt. In Zeiten wie diesen ist es noch gefährlicher geworden, an jeder Ecke lauern attraktive Gelegenheiten, die einen Mann zum Seitensprung einladen. Das wäre für die Kinder tragisch. Selbstlos wie sie ist, denkt sie dabei nicht an ihre eigene Schmach.

Beim Kinderkriegen hält sie schön brav still, nun wird sie ja Königin. Auf gar keinen Fall möchte sie eine schlechte Figur machen in dieser wichtigen Zeit.

Es gilt, auch mal die Zähne zusammen zu beißen und tapfer zu sein. Wenn sie sich dennoch nicht so gut beherrschen kann, dann ist eine PDA eine gute Lösung. Und wenn der Vater des Kindes auch noch ein Pedant ist, womöglich gar unter Waschzwang leidet, dann ist eine Sectio die bessere Wahl. Vorhang zu! Vorhang auf! TRARA, der ersehnte Erbe ist da! Schön von Schleim und Blut befreit, gewaschen und gekämmt! Die Frau, sediert und angeschnallt auf dem OP-Tisch, verhält sich schön demütig und bringt dieses Opfer, während Maskierte ihren aufgeschlitzten Unterleib wieder zusammenflicken.

Da der Mann heutzutage ja bei der Geburt dabei ist, soll es ja nicht passieren, dass sich ihr schönes Gesicht in Schmerz verzerrt. Lachfältchen sind erwünscht. Es dürfen auch ein paar leise Stöhner aus ihr herauskommen, aber ansonsten soll sie sich von ihrer besten Seite zeigen. Nun ja, ein Kind zu kriegen ist sicherlich nicht so ganz einfach. Sie kann auch nichts dafür, wenn mal ein bisschen Blut kommt, aber nur ja kein Schleim, kein Speichel und, um Gottes Willen, kein Kot. Den muss sie schon drin behalten.

Klingt das böse? Und doch bin ich der Überzeugung, dass dieses Bild nicht so realitätsfern ist, wie wir es gerne hätten.

Das Schönheitsideal der Frau ist noch glatter, noch strahlender und jugendlicher geworden. So manche Frau hat in der Zeit ihrer Schwangerschaft auch noch mit anderen Themen zu kämpfen, als Wadenkrämpfe oder Eisenmangel. Sie stellt sich vor den Spiegel und muss mitansehen, wie sie von Woche zu Woche immer fülliger wird. Gegen Ende können Wassereinlagerungen zu starken Bewegungseinschränkungen führen, sie fühlt sich mitunter wie ein Walross.

„Beim nächsten Kind wird alles anders", mag so manche denken, die sich erst noch den Faschingskrapfen und Spaghetti maßlos hingegeben hat, mit dem Joggen aufhörte und es sich auf der Wohnzimmercouch bequem machte.

Sie wollte doch keinesfalls, dass es ihrem Baby an irgendetwas fehlt. Die meisten Männer geben ihren Frauen dann auch zusätzlich noch das Gefühl, dass sie nicht mehr attraktiv sind. Sie drehen sich plötzlich nach anderen schlanken Frauen um, kuscheln nicht mehr so gerne mit ihren eigenen und hoffen, dass bald wieder der alte Zustand einkehren wird. Doch darauf dürfen sie meist noch länger warten. Denn die Natur hat vorgesehen, dass nun zuerst einmal das geschlüpfte Küken versorgt wird. Dazu gehört vieles: Ein sicheres, weiches Nest, eine entspannte, liebevolle und aufmerksame Mama, sowie Brüste zum Milchtrinken.

Prolaktin ist das Hormon, das von der jungen Mutter Besitz ergreift, um das zarte Leben zu schützen. Prolaktin macht dass wir weich werden, dass die Milch einschießt, dass wir mütterliche Gefühle empfinden. Es lässt uns die Erinnerung an die schweren Stunden der Geburt weichzeichnen, und stimmt uns im Allgemeinen gelassener. Es führt jedoch auch dazu, dass der Kindsvater als Sexualpartner in weite Ferne rückt. Wie man sich denken kann, gefällt das vielen Männern nicht. Eine Zeitlang, ein paar Wochen, Monate Verzicht zu üben ist etwas, das unsere Männer erst lernen müssen. Denn es ist nicht in Ordnung, sich anderweitig umzusehen, während die brave Mutter sich um den gemeinsamen Säugling kümmert.

Ich beschreibe dies hier nur, weil ich denke, dass in unserer Gesellschaft ein Idealbild von „neuer Mütterlichkeit" vorherrscht, das sich dem gesunden natürlichen Verlauf des Mutterseins in den Weg stellt. Die Außenorientiertheit ist ein Aspekt davon. Das wesentliche Thema dabei ist die Verdrängung unseres naturgegebenen Selbst. Uns fehlt das Vertrauen, dass alles genau auf die richtige Art und zum richtigen Zeitpunkt geschieht. Wir können uns darauf verlassen, heil zu bleiben oder zu werden, wenn wir in die Verantwortung gehen und gut für uns selbst sorgen.

Schwangerschaft kann eine sehr fruchtbare Zeit sein, auch im geistigen Sinne. Und dies nicht nur für die Frau. Vielleicht soll sie verdeutlichen, dass wir lockerlassen dürfen, in uns hineinspüren, sich einmal mit unserem Inneren auseinanderzusetzen. Vielleicht kommen auch dunkle Winkel zum Vorschein, die uns bedrohlich erscheinen. Längst Verdrängtes drängt nun eventuell an die Oberfläche. Lassen wir dies zu, denn all das gehört zu uns. Lernen wir uns kennen. Es ist hilfreich, sich gut zu kennen, wenn man auf steinige Pfade kommt, Gipfel erklimmen möchte oder Grenzen erreicht. Viele von uns haben die Geburt als solch einen Grenzgang erlebt. Es hat mit uns zu tun. Und mit unserem Kind. Es passiert in unserem Bauch. In unserem Inneren. In uns. Wir haben neun Monate Zeit.

Los geht's!

*

Zurück zum Anfang
Ein kleiner Ausflug in die Biologie

Was ich am Kinderkriegen so richtig faszinierend finde ist die Präzision, mit der das Entstehen und zur Erde kommen dieses kleinen Menschleins vonstatten geht. Ich glaube, nur wenige wissen wirklich um das Phänomen dieser Vorgänge. Kurz einmal wird es einem bewusst in so manch stillen Momenten, dass dieses Leben etwas Wundersames, Mystisches ist. Vielleicht an einem Frühlingstag, wenn wir Zeugen werden, wie alles scheinbar Tote um uns herum zu neuem Leben erwacht.

Da, wo man noch eine Woche zuvor einen morschen alten Baum vermutet hatte, sprießen auch in diesem Jahr wieder die saftigsten Triebe und Blüten. Er lebt also doch! Und alle Vögel sind schon da! Alle Vögel, alle! Die Tage werden länger, der Kuckuck singt sein Liedchen. Wir entdecken so manches Tierjunge und staunen, wie prächtig es gedeiht.

Das ist die Natur. Sie ist darauf ausgerichtet, alles wachsen und heil werden zu lassen, in seinem ganz eigenen perfekten Bauplan, seinem ganz eigenen Rhythmus. Fast immer gelingt dies ohne Zutun von außen.

Allzu oft scheitert es eben daran, weil der Prozess von außen gestört wurde. Meistens jedoch durch natürliche Feinde oder Umweltkatastrophen. Ein Raubtier hat angegriffen und die Eier der Amsel zerstört, oder ein Sturm hat das Nest aus den Ankern gerissen. Immer wieder kann auch etwas schief gehen, aber viel öfter ist das Resultat positiv. Selten jedoch, wenn der Mensch seine Finger ins Spiel bringt.

Ich möchte mich nun noch ein letztes Mal auf diese geistige Expedition in die Gebärmutter begeben und mich daran erinnern, dass auch diesmal alles gut werden wird.

Also, das erste positive Resultat, das wir sehen können ist ein "schwanger" auf unserem HCG-Messgerät. Egal, ob das erste Mal oder das vierte Mal oder das achte Mal, es bringt unsere Welt gehörig ins Wanken. Egal, ob erwünscht oder unerwünscht. Die Tatsache, dass da etwas in uns wächst, das ein Mensch, unser Kind, werden soll, überfordert in der Regel jede Frau. Es ist ein ganz eigenes Gefühl. Etwas, dass sich nicht wirklich beschreiben lässt. Frau muss es selbst erlebt haben. Und Männer tun gut daran, sich an diesem Geschehen zu beteiligen. Auch für sie kann es eine Bereicherung sein.

Es kann plötzlich passieren, dass sich ein riesiges Tor vor uns öffnet und uns all unsere Zweifel und Ängste offenbart. Das kann heftig sein. Ich weiß, wovon ich rede. Eigentlich hielten wir uns doch für richtig clever. Jedenfalls meinten wir, wir hätten alles gut im Griff. Denn "Kinderkriegen ist ja etwas, dass tausend Mal jeden Tag auf der ganzen Welt passiert, hey, das kann doch jeder!"

Pahh! Spätestens jetzt sind wir nicht mehr so sicher. Plötzlich fallen uns all die Gruselgeschichten der Freundinnen und Bekannten ein. Was kann nur alles passieren?

Auch eine Mutter wird nicht über Nacht geboren. Ich schätze, dass dies wohl auch der Grund für die 9 Monate "in Erwartung" ist. Ich korrigiere, eigentlich sind es 10 Monate, in Mondmonaten (28 Tage Zyklus) gerechnet. Im Grunde dauert die Schwangerschaft 38 Wochen, jedoch können wir selten den genauen Zeugungszeitpunkt zurückverfolgen. Darum gibt es eine Formel, die 40 Wochen berechnet. Was nicht bedeutet, dass an diesem Tag das Kind kommen muss. Es kann sein, doch dies trifft nur in 4% aller Fälle zu. Die meisten „zum Termin geborenen" Kinder kommen zwischen der 37. und der 42. Schwangerschaftswoche zur Welt.

Das ist auch etwas, dass ich sehr interessant finde. Wie sich das nämlich mit der Gravidität und dem Geburtstermin berechnen lässt:

Man zählt also zum ersten Tag der letzten Regel 7 Tage hinzu und zieht davon 3 Monate ab. Um diesen berechneten Tag herum wird die Schwangerschaft zu Ende sein und das Baby zur Welt kommen.

ZYKLUS

Die meisten Frauen haben einen regelmäßigen Zyklus, das bedeutet einen stets mehr oder weniger gleichbleibenden Abstand von einer Regelblutung zur nächsten. Dies sind etwa im Durchschnitt 28 Tage. Wie beim Mond.

Der erste Zyklustag beginnt also am 1. Tag der Regel. Der Eisprung findet zumeist in der Zyklusmitte statt, also um den 14. Tag herum. Dies ist die Zeit, in der wir fruchtbar sind, also ein Kind empfangen können. Natürlich gibt es auch da Abweichungen, aber im Großen und Ganzen folgt auch dies einem sorgfältigen Plan, solange daran nichts manipuliert wird (bspw. mit künstlichen Hormonen).

Das Ei springt also in der Mitte des Zyklus aus unserem Eierstock. Mal links, mal rechts. Immer abwechselnd. Manche Frauen können das sogar spüren. Menschen-Weibchen besitzen bereits zum Zeitpunkt der Geburt eine begrenzte Anzahl davon in den so genannten Ovarien, nämlich etwa 400.000 Stück, wovon jedoch nur ein Tausendstel potenziell hochwertige Keimträger sind. Wenn wir also in die Pubertät kommen, haben wir in etwa 400-500 solcher Eizellen zur Verfügung. Jeden Monat springt eines aus dem Eierstock und wandert durch den Eileiter in die Gebärmutter. Wenn die aufgebraucht sind, dann kommen wir in die Wechseljahre.

So wandert nun unser 2 cm kleines unbefruchtetes Ei, durch den Eileiter. Dies ist die Zeit, wo es aufnahmebereit ist....

*

ZEUGUNG

Wenn auch die Frau aufnahmebereit ist, so wäre es jedenfalls wünschenswert, kommt es zur sexuellen Vereinigung.

Bei der Ejakulation des Mannes strömen nun rund 500 Millionen Spermien durch die Vagina in den weiblichen Körper. Im Idealfall befindet sich kein Hindernis auf dem Weg, wie eine Portiokappe oder ein Schaumzäpfchen, welches das Passieren des Spermiums durch den Gebärmutterhals in die Gebärmutter erschweren würde.

Gehen wir in diesem Beispiel einfach davon aus, es wurde nicht verhütet, kein Kondom, keine Spirale, keine Pille, etc.

Die Samenzellen können also ungehindert loslegen. Traurig jedoch, dass dieses neue Milieu in der Scheide so gar nicht dem gewünschten Klima eines Spermiums entspricht.

Die Vagina schützt sich vor fremden Keimen von außen mit einem Säureschutz aus Milchsäurebakterien, den so genannten Döderlein'schen Bakterien.

Die etwas schwächeren Samenzellen, auch Samenfäden oder Spermatozoen genannt, werden sofort bei Eintritt von der aggressiven Armee dieser Bakterienpolizei eliminiert. Die Wissenschaft sagt, vier Fünftel überlebt dieses Milieu nicht. Sie sterben sofort ab.

Fast die Hälfte der Übriggebliebenen kann ihre Aufgabe ebenso nicht erfüllen, weil sie Defekte vorweist, die ein Weiterkommen unmöglich machen. Sie sind einfach nicht schnell genug und sterben ab, meist, ehe sie das Tor zur Gebärmutter erreichen. Und das ist auch gut so. Wenn es zu einer Befruchtung kommt, dann kann es nur einen Sieger geben und dieser ist der absolute Champion. Wir können sicher sein, er ist fit und munter, denn er hat einen langen zähen Weg hinter sich gebracht.

SO GEHT ES WEITER

Die gesunden Athleten preschen ungehindert weiter. Der Weg ist klar, er ist programmiert. Das Ziel ist die Eizelle. Wir haben die Mitte des Zyklus, die Eizelle wartet bereits, wie wir wissen, auf den Helden. Dies ist auch der Grund, warum das Tor, der Gebärmutterhals, oder Zervix, auch ein Stückchen offen steht, der Schleimpfropf, der ansonsten davor wacht, ist dünner und durchlässiger geworden.

SCHLEIMKONTROLLE

Wir Frauen können dies gut beobachten, wenn wir achtgeben. In der fruchtbaren Phase verändert sich die Sekretion in der Vagina. Der Schleim ist nun zäher, dicker, zieht Fäden. Zu diesem Zeitpunkt haben sich Tür und Tor für eine Schwangerschaft geöffnet. Viele nutzen dieses Phänomen in Kombination mit der Temperaturmessung als wirksame Verhütungsmethode. Die Körpertemperatur sinkt vor dem Eisprung ganz kurz einmal, um dann bis zu einem halben Grad Celsius in die Höhe zu schießen. Der beste Tag, um ein Kind zu zeugen.

DEN MUTTERMUND ERFOLGREICH PASSIERT

Unsere Zervix ist also nun durchlässig und mit 100 Schwanzschlägen pro cm nähert sich nun jeder der verbliebenen Kämpfer in Richtung Eileiter, der nun ungefähr noch 13 cm entfernt liegt. Für eine Samenzelle, die gerade ein 600stel Millimeter lang ist eine extreme Entfernung.

30 Minuten später erreichen die letzten Krieger die riesige Eizelle. Obwohl sie selbst nur wenige Zentimeter misst ist sie doch 85.000 mal größer als ein Spermium.

Nun gilt es noch, die äußerste Membran der großen Zelle zu durchdringen. Dies ist die nächste schwere Hürde. Eizelle und Spermium helfen jedoch zu diesem Zeitpunkt bereits zusammen. Der Kopf des Spermiums verändert sich, die Schutzhülle bricht auf und nach vielen Anstrengungen gibt es einen Champion. Einer von 500 Millionen Spermien hat es geschafft!

ABSOLUTE PRÄZISION

Sowie die Samenzelle eingedrungen ist findet augenblicklich eine chemische Reaktion statt, die dafür sorgt, dass sich die Eizellenmembran sofort schließt. Der Schwanz des Spermiums bricht vom Kopf ab, nun liegen die Chromosomen des Mannes frei.

Er übergibt nun sein genetisches Material an die Eizelle.

Diese Vereinigung ist nicht nur mühsam, sondern auch im höchsten Grade fragil. In der Samenzelle befinden sich 23 Chromosomen, in der Eizelle ebenso. Diese müssen zusammenfinden und auch dies geschieht mit höchster Präzision. Der kleinste Fehler und der Embryo würde sofort sterben.

Die Hälfte aller Befruchtungen gelingt nicht und es kommt unbemerkt zu einem Verlust. Die Regelblutung kommt ganz normal oder ein wenig verspätet.

Nun, es scheint, dass auch diesmal bei mir wieder soweit alles geklappt hat.

TEILUNG

In der Eizelle ist nun der gesamte Bauplan des Kindes enthalten. Wow!

Nun wird jedoch Baumaterial benötigt. Dieses bekommen wir durch die sogenannte Teilung, denn unser kleines Menschlein braucht mehr Zellen. Die Eizelle teilt sich also nun zum ersten Mal. Wo sie sich geteilt hat entsteht eine Membran. Es gibt nun zwei Zellen, die sich wiederum teilen und wieder und immer wieder.

Nun könnte sich angeblich, laut wissenschaftlicher Spezialisten, jede dieser neuen Zellen ebenfalls zu einem Menschen entwickeln. Aus Zeitgründen jedoch können sie sich nicht spezialisieren. Die Teilung schreitet rasch voran. Aus vier Zellen werden 8, aus denen 16 und immer so weiter. Während die Eizelle sich teilt, bewegt sie sich auch noch fort. Auch sie hat ein Ziel. Sie sucht ihr Nest. Dieses wird sie in der Gebärmutter finden. Jeden Tag teilt sie sich zweimal, wird jedoch dabei nicht größer. Die Zellen werden immer winziger, jede davon will sich spezialisieren. Jede bekommt ihre Aufgabe.

EINZUG

Nach vier Tagen ist sie am Zielort angekommen. Im Uterus, der Gebärmutter.

Hier trennen sich die Zellen innerhalb der Membran. Einige bilden nun zusammen die Außenwand, andere bilden eine dunkle Zellmasse, daraus wird unser Kind entstehen. Manche der Zellen bilden die Plazenta, den späteren Mutterkuchen. Er wird unser Baby im Mutterleib mit Nährstoffen versorgen.

Unser Kind besteht nun aus vielen tausend Zellen und verbraucht enorme Mengen an Energie.

In der Membran wird es allmählich eng. Die Nährstoffe schwinden und damit unser Kind wachsen kann muss es eine andere Nahrungsquelle finden.

Die befruchtete Eizelle setzt nun am 5. Tag ein Enzym frei, wodurch ein Membranloch entsteht und es kommt bald darauf zu der ersten Geburt, denn am nächsten Tag schlüpft unser Embryo aus seinem Häuschen, aus seiner Hülle heraus.

Warum? Er wird sich nun in der Gebärmutterschleimhaut ein Plätzchen suchen, wo er sich einnistet. Hat er diesen gefunden teilt sich der Zellklumpen in drei Teile: den Embryo, die Plazenta und einen Dottersack. Es gibt nun folglich zwei Säcke. Einen Sack für das Baby und einen für die Nahrung.

Dazwischen bildet sich eine kleine Scheibe, die sich ganz sonderbar verändern wird. In weniger als einer Woche wird sie sich gestreckt haben und ihre Form verändern. Das ist der Anfang aller Organe unseres Babys.

Ein so genanntes Neuralrohr beginnt sich zu formen, der Beginn eines komplexen Nervensystems und des Gehirns. Das Skelett und der Muskelapparat werden in diesen Stunden gebildet.

Wissenschaftlich betrachtet beginnt nun das differenzierte menschliche Leben.

Unser Embryo hat nun ein Alter von vier Wochen erreicht. Zumeist ist dies der Zeitpunkt, an dem die Menstruation ausbleibt und wir bemerken, dass wir schwanger sind.

Das Gehirn unseres Kindes beginnt sich auszubilden. Nun entstehen minutiös 100. 000 neue Zellen.
Später, bei der Geburt enthält das Gehirn die Riesenmenge von 10 Milliarden Nervenzellen.
Was haben wir dazu beigetragen?

NICHTS! Alles geschah von selbst!
Ich staune abermals und bin dankbar.

*

Ich erinnere mich...
Das erste Mal schwanger....

Druck

„Machen sie sich keine Sorgen! Druck und Zug, das ist es, was sie spüren werden, wenn wir ihr Kind da rausholen. Zuvor noch ein kleines Stichlein ins Rückenmark, danach geht alles ganz schnell. Wir sind da schon sehr geübt! Ein Routineeingriff sozusagen. Und ich gebe zu, wenn sie mich fragen, ob ich lieber die Spontane oder die Sectio habe, dann ganz klar die Sectio. Erstens kann ich auf Nummer sicher gehen, zweitens ist das auch zeitlich besser zu organisieren und drittens nagt so eine Geburt manchmal schon ziemlich an den Nerven."
Mit diesen Worten versuchte mein Gynäkologe mich zu trösten. Kurz zuvor offenbarte er mir bei der vorgeburtlichen Mutter-Kind-Pass-Untersuchung im vierten Schwangerschaftsmonat, dass meine Plazenta dabei war, sich vor meinen Muttermund auszubreiten, was bedeuten würde, dass der natürliche Weg hinaus faktisch versperrt und somit die Geburt meines Kindes aus meiner Scheide unmöglich wäre. Aha...
Uff! Naja, na dann, kann man halt nix machen...hm..ok, alles klar, dankeschön...

Er reichte mir einen Packen weißer Papiertücher, mit denen ich mir das Ultraschall-Gleitgel von meiner Vulva abwischen konnte. Vorsichtig, als hätte ich rohe Eier geladen, hob ich mich vom gynäkologischen Stuhl und zog mich an. Nun noch der leidliche Blutcheck. Mein Frauenarzt war ein Vampir. Und ich hasste es, angezapft zu werden. Wozu sollte das alles gut sein? Aber ich musste jetzt sowieso langsam erwachsen werden, immerhin wurde ich Mutter. Bei dem, was mich erwartete, war ein Nadelstich doch ein Mini-Peanuts.

ABER! Heute war mein Glückstag!
„Lieber Gott, danke, dass du meine Gebete erhört hast! Danke dafür, dass dieser Kelch an mir vorübergeht! Danke, danke!"

Insgeheim waren es diese Gedanken, die mich euphorisch durchströmten, als ich die Praxis verließ. Ich musste mein über alles geliebtes Baby nicht „normal" gebären. Eine Tonne plumpste von meinem Herzen herab.

Schon als kleines Mädchen war für mich klar, ich würde mir die Qualen einer Geburt nicht antun. Da waren so viele furchtbar demütigende und blutrünstige Geschichten in meinem Erinnerungsrepertoire. Nicht zuletzt die Erzählungen meiner Mutter. „Da glaubst du, dich holt der Teufel höchstpersönlich!" Ich konnte gut beobachten, dass auch die lieben rücksichtsvollen Tanten bei diesen Worten einen nachdenklichen Blick bekamen und leise in sich hinein nickten. Es muss ganz schrecklich sein, so was durchzustehen. Zum Glück lebte ich ja nun nicht mehr im Mittelalter und es gab Periduralänästhesie und Kaiserschnitt. Offen darum zu bitten hätte ich mich nicht getraut. Schließlich wollte ich doch auch dazu gehören zu den tapferen Märtyrerinnen, wollte ich endlich als Frau in die Gesellschaft der Erwachsenen aufgenommen werden. Immerhin war ich 25. Aber ich fühlte mich keineswegs so alt. Irgendwie hatte ich das Gefühl, ich müsste ab nun so tun, als ob ich diese Reife schon hätte. Spätestens wenn das Kind dann da ist, wird ein Mädchen ja zur Frau, heißt es.

Wie oft würde ich das noch hören? Da hieß es einmal, wenn ein Mädchen die Regel bekommt, wird sie eine Frau. Dann wiederum liest man, dass sie erst von einem Mann entjungfert werden muss, damit sie eine Frau ist.
Danach dachte ich, ich müsste nun heiraten, um mich erwachsen zu fühlen. Eine Zeitlang glaubte ich selbst, es hätte nun funktioniert. Hoch erhobenen Hauptes und aufrecht verließ ich mit meinem Erstgemahl das Standesamt. Ab nun wollte ich endgültig die Rolle der richtigen Frau spielen. Doch im Alltag stieß ich jäh an meine Grenzen. Was war ich nur für ein seltsamer Mensch? Was für eine Unmündige!

Und nun war ich schwanger. Das war ja schon was! Immerhin glaubte mein Frauenarzt nicht mehr daran, dass ich einen Eisprung hätte. Und dies dürfte tatsächlich nicht der Fall gewesen sein, denn die ersten Jahre meiner Ehe wurde fast nur gevögelt. Schön war das, als Ehefrau. Ich hatte nun, nachdem ich mich mit

Psychotherapien auf den Weg zu mir selbst gemacht hatte, tatsächlich Orgasmen und musste sie nicht mehr vorspielen. Und nun fehlte eigentlich nur mehr ein süßes Kind von meinem hübschen, erfolgreichen, lieben und klugen Ehemann. Doch dazu kam es nicht.

Die Therapien haben sukzessive die nette Barbie, die ich damals mit 19 Jahren war, umgebracht. Die Reizwäsche ließ ich fallen, weil ich plötzlich fühlte, wie billig ich mir darin vorkam. Meinem damaligen Mann fehlte jedoch bald die Palmers-Verpackung, die nun in der Kommode vor sich hin miefte. Außerdem hatte er Schwierigkeiten, sich in meinen therapeutischen Fortschritt einzufühlen; wir lebten uns auseinander. Allein Viktor, mein bester Freund, nahm regen Anteil an meiner psychischen Neuausrichtung. Während wir bis tief in die Nacht hinein meine Tagebücher analysierten, legte sich mein gelangweilter Mann zum Schlafen nieder.
Er übergab mich schlussendlich mit meiner neuen ungeschminkten Identität meinem besten Freund und nach zwei Jahren nächtelanger Gespräche und ein paar besonders mystischen, erotischen Zusammenkünften mit diesem vertrauten Mann, hielt ich eines Tages im August einen positiven Schwangerschaftstest in Händen.

Schock!

Auch wenn ich dies so nicht geplant hatte und ganz und gar nicht mehr auf ein Kind vorbereitet gewesen war, empfand ich da augenblicklich auch sehr viel Stolz und Freude und Neugierde auf meine Tochter. Ja, ich wusste, es würde eine Tochter sein und ich wusste auch, sie würde Sarah heißen.
Doch wie sie meinen engen Schoss verlassen würde können, das wusste ich nicht und ich konnte es mir überhaupt nicht vorstellen.

Diese zähe Frage erübrigte sich, da es ja nun ein Kaiserschnitt werden würde. Ach, was war ich erleichtert!

Als ich nach besagtem Arztbesuch daheim angekommen war, begann ich dennoch wieder zu grübeln.
KAISERSCHNITT. Der königliche Weg also. Der schonendere.

Klar, was wäre denn das für eine Kaiserin, die da schmerzverzerrt in den Wehen herumschreit und sich gebärdet wie eine Wahnsinnige. Gebärdet wie eine normale Frau.

War ich denn keine normale Frau? Konnten Damen blauen Blutes vielleicht wirklich nicht anders ihre Kinder kriegen, weil sie meist so zart und zierlich gebaut waren? So wie ich? Konnte ich denn gar stolz sein, so königliche Attribute vorzuweisen? Stolz auf den Kaiserschnitt? Auf den Schnitt?
Ich versuchte mir diesen Schnitt vorzustellen, besah meinen schwangeren Bauch und wurde nun sehr neugierig.
Am nächsten Tag fuhr ich los und kaufte mir in einem Buchgeschäft ein paar Bücher zum Thema Kaiserschnitt.

Nach ein paar Stunden Auseinandersetzung war mir nur mehr kalt und ich war sehr traurig. Und noch ängstlicher als zuvor. Was hatte ich mir da gewünscht?
Mit einem Foto einer solchen Zeremonie vor mir liegend, begann ich zu begreifen, dass hier eine völlig ausgelieferte Frau zu sehen war. Sie lag ruhiggestellt, empfindungslos gemacht, im Rampenlicht festgebunden, von ihrem Bauch und ihrem Baby abgeschirmt, mit Nadeln in den Venen, Schläuchen aus Bauch und Harnleiter, während ein Dutzend fremder Augen über ihr, fremde Hände an ihr, auf ihr, in ihr herumhantierten, um zwei Minuten später einen lahmen, völlig blutverschmierten Klumpen, das eigene Kind (?) hochzuheben und zu verkünden: „Es ist ein Mädchen!" Dieses wird kurz an die Wange der Mutter gelegt, damit sie es auch für ein paar Sekunden spüren kann. Nicht länger, denn es muss schnellstens untersucht und gebadet werden, so blutig wie es aussieht.

Ich las, dass Babies nach einem Kaiserschnitt meistens in schlechterer Verfassung waren, sie oft eine ganze Weile nicht bei ihrer Mutter sein können. Die Mutter sich nicht rühren kann, weil sie angeschnallt ist, sich nicht spürt und noch schnell alle Schichten ihres Bauchschnittes zusammengeflickt werden müssen. Dass das Bonding, die erste prägende Kontaktaufnahme zu ihrer Mama meist gestört ist und das Stillen dadurch auch schwieriger ist, weil die Wöchnerin eine Zeitlang relativ unbeweglich bleibt und Schmerzmittel benötigt.

Also, ein guter Anfang war das eigentlich nicht. Und im Grunde eine Horrorgeschichte mehr in meinem Leben.

Ich fing an, die Bücher über natürliche Geburt wieder hervorzukramen. Zaghaft und tapfer näherte ich mich diesem Thema. Ich war nun bereit, in mir aufzunehmen, dass jede gesunde Frau, egal ob dick oder dünn, in der Lage ist, ein Baby selbst zu gebären. Dass es viele Möglichkeiten gab, dies zu tun. Dass jedes Kind und jede Frau anders sind und individuelle Bedürfnisse haben, auf die gute Geburtshelfer eingehen können. Dass es die Möglichkeit eines Geburtsplanes gibt, der eingehalten werden muss. Und dass eine natürliche Geburt ein richtig anstrengender Grenzgang sein kann, an dessen Ziel eine unvergleichliche Befriedigung steht. Die Bilder der schweißgebadeten, erschöpften, aber zutiefst glücklichen Mutter mit ihrem frischgeborenen Säugling sprachen in diesem Buch für sich.

Sie erinnerten mich an dieses ekstatische wilde Gefühl, das ich hatte, als mein Kind entstanden war.
Und ab hier war klar, dass ich bereit war, hart an mir zu arbeiten, mutiger zu werden und die Angst zu bezwingen.

ICH WOLLTE DAS AUCH ERLEBEN!

Ich hatte mich entschieden.

Und somit offensichtlich auch mein Körper. Beim nächsten Frauenarztbesuch verkündete Herr Doktor erfreut, dass meine Plazenta es sich, wider Erwarten, doch anders überlegt hatte und nun nach oben zu wachsen begann. Nun war auch dieser Weg offen. Und obwohl ich diesen kleinen Angsthasen in mir vernahm, freute ich mich sehr.

Tatsächlich würde ich mein Kind, wenn alles klappte, selbst auf die Welt bringen!

*

Da sich nun jedoch Tag X nicht mehr vermeiden ließ, kam ich wohl auch nicht ums Krankenhaus herum. Eine andere Möglichkeit sah ich damals nicht.

Also startete ich eine

GEBURTSABTEILUNGS-EXPEDITION

Ich kann nur jeder Schwangeren empfehlen, sich frühzeitig einen Überblick aller Krankenhäuser und Geburtshäuser in ihrer Umgebung zu machen. Für mich war klar, dass ich nicht das erstbeste Krankenhaus für den allerwichtigsten Tag in meinem Leben wählen würde.

Gerade beim ersten Kind gestaltet sich die Eröffnungsphase meist etwas länger. Allerdings noch genug Zeit, um rechtzeitig das Krankenhaus zu erreichen, auch wenn es nicht gleich im nächsten Ort ist.

Damals besuchte ich 4 Krankenhäuser im Umkreis von 45 Kilometern.

Nun tastete ich mich vorsichtig heran, ließ das Haus auf mich wirken, die Menschen darin, die Räumlichkeiten, die Atmosphäre in den Kreißsälen und der Bettenstation.

Ich stellte Fragen über Fragen. Zuhause schon hatte ich mir alles gewissenhaft notiert. Nur nichts vergessen. Nun schien meine unerschöpfliche Neugierde die Angestellten ziemlich zu überraschen. Doch für mich war wichtig, WIE denn auf so eine neugierige Schwangere reagiert wird. Die meisten waren, glaube ich, genervt über solche Fragen, wie:
„Womit wird denn so eine Episiotomie gemacht? Zeigen sie mir bitte diese Schere?",
„Wie hoch ist denn bei euch die Dammschnittrate?"
„Was ist, wenn ich schreie, stört das hier jemanden?"

„Wie sieht denn so ein Vakuumgerät aus?"

Kommentare, die mir am meisten zu Ohren kamen: „Na, sie sind aber ziemlich neugierig!", oder: „Nein, Sie brauchen überhaupt keine Angst haben, wenn Sie bei uns entbinden. Wir wissen schon, was wir tun, gell!"
Diese Aussagen allein machten mir schon Angst. Es hatte etwas Bevormundendes.

In einer kleinen privaten Klinik im Alpenvorland dann wurden meine Fragen respektvoll beantwortet. Ich schien offensichtlich eine Exotin für die zu sein, aber die Toleranzschwelle lag an diesem Ort höher. Die netten Hebammen fanden meine offene Art, glaube ich, erfrischend, und zeigten mir wirklich alles, ohne mich abzuspeisen mit beschwichtigenden Floskeln.

Was mir besonders gefiel, war, dass die Geburtsfrequenz nicht sehr hoch war. Es gab 2 Entbindungszimmer. Jedes davon besaß große hohe Fenster, das Licht des Tages konnte also ungehindert die Räume erhellen. Mit Vorhängen in orange-rosa Tönen, konnte man das Zimmer, zumindest optisch, in eine große Gebärmutter verwandeln. Auch klimatisch hatte es Sommercharakter. Besonders angenehm aufgefallen war mir auch, dass während unserer Gespräche nur ein einziges Mal das Telefon klingelte, nicht alle paar Minuten, wie das in den anderen Spitälern der Fall war.

Der Geburtsraum glich eher einem Gymnastikraum, denn einem Raum, wo medizinische Eingriffe durchgeführt wurden. In einer Ecke lag eine weiche Turnmatte und ich erspähte einen Gebärhocker, der mir von Anfang an besonders sympathisch war. Ein Pezziball stand bereit. Fast alle medizinischen Apparate waren hier diskret hinter Schiebetüren, Vorhängen oder in Kästen verborgen. Ich wollte sie dennoch sehen. Die nette junge Hebamme öffnete mir jedes bereitwillig, damit ich einen Blick darauf werfen konnte.

Ich entschuldigte mich für meinen enormen Wissensdrang, erklärte ihr aber, dass ich leider zu den besonders Ängstlichen gehören würde, und dass mir umfassende Informationen helfen, mich auf Tag X einzustellen.

Sie meinte, sie könne das gut verstehen, dass ich alles wissen wolle. Das fand ich wirklich sehr lieb von ihr. Ich hoffte, sie würde da sein, wenn es losginge.

Nachdem ich auch noch den Punkt mit dem Geburtsplan abklärte: „Ja, sie können gerne ihre Wünsche notieren und wir werden, sofern alles glatt geht, auf alle Punkte eingehen", verabschiedete ich mich mit einem guten Gefühl.

Ich hatte den Geburtsort meiner Tochter gefunden.

*

GEBURTSPLAN

Nun war es an der Zeit, mich ganz konkret mit Tag X zu konfrontieren. Um Missverständnissen in der Klinik vorzubeugen, verfasste ich eine Liste mit allen Punkten, die mir wichtig waren.

Dieses kann ich allen werdenden Eltern empfehlen, denn in der aufwühlenden Geburtsarbeit bleibt meist keine Zeit mehr für konstruktive Gespräche und für das Fällen von wichtigen Entscheidungen. Nur wenige Mütter würden in den letzten Eröffnungswehen „NEIN" zu einem Kaiserschnitt sagen. Außerdem hilft es dir, dich mit deinen Vorstellungen, den eigenen Grenzen, wie auch alternativen Möglichkeiten zum Thema „Geburt" auseinander zu setzen.

Mein erster Geburtsplan sah so aus:

Geburtsplan

Wenn meine Geburt spontan, natürlich, und ohne größere Komplikationen verläuft, sind mir die folgenden Punkte besonders wichtig. Es wird mir helfen, mich besser zu entspannen, wenn ich weiß, dass sie berücksichtigt werden:

Mein Mann wird bei der Geburt dabei sein und möglicherweise möchte ich eine PDA in Anspruch nehmen, deren Dosis jederzeit erhöht werden könnte.

Frühgeburt: Da ich mich fest dazu entschlossen habe, in Ihrer Klinik zu entbinden (ich habe mich gut informiert und bin überzeugt, dass meine Bedürfnisse durch Ihre Möglichkeiten und Philosophie bezüglich humaner Geburt gestillt werden können), möchte ich wissen, ob es eine Möglichkeit gibt, auch bei einer früh einsetzenden Geburt bei Ihnen aufgenommen zu werden. Für mich ist die Geburt meines Kindes ein sehr einschneidender Moment im Leben, den ich möglichst bewusst und entspannt erleben will. Ich wäre dafür sogar bereit, die Strapazen auf mich zu nehmen, unmittelbar nach der Entbindung mit meinem zu früh geborenen Kind schnellstens in eine andere Klinik verlegt zu werden.

Wenn nicht unbedingt nötig, würde ich gerne auf eine Vakuum- oder Zangengeburt verzichten, um mein Kind aus eigener Kraft zu gebären.

Ich möchte mich frei bewegen können und während der Geburtsarbeit nicht ans Bett angewiesen sein, sondern umher gehen können. Es ist mir völlig klar, dass ich im Falle einer PDA in meiner Bewegungsfreiheit nicht mehr so ganz uneingeschränkt sein werde, dennoch würde ich mir wünschen, dass ich trotz leichter Lokalanästhesie noch andere Optionen habe, als das Liegen auf dem Geburtsbett. Lieber wäre mir das Hocken oder Entspannen im Wasser.

Es könnte der Fall eintreten, dass ich mich in der Badewanne ziemlich wohl fühle, weil ich mich da vermutlich am besten entspannen kann. Besteht die Aussicht darauf, dass man mich nicht mit Biegen und Brechen aus der Wanne hebt, wenn ich darin mein Baby kriegen will?

Besteht die Möglichkeit eine befreundete, aktive Hebamme zusätzlich zur Geburt mit zu bringen?

Ich würde einen kleinen Dammriss einem Schnitt vorziehen und hoffe, dass ich das Kind ganz langsam gebären kann, um Verletzungen zu vermeiden.

Ich möchte, falls irgendwelche Eingriffe vorgeschlagen werden, über die Art des Eingriffs und die Wirkungen derselben informiert werden.

Sollte ein Kaiserschnitt nötig werden, dann wünsche ich mir, dass ich eine Epiduralanästhesie bekomme und mein Partner während der ganzen Operation anwesend sein kann.

Da ich von Beruf Sängerin bin und sehr vorsichtig mit meinen Stimmbändern um zu gehen habe, bitte ich darum, im Falle einer Sectio, auf eine eventuelle Intubation zu verzichten. Sollte es doch nicht zu verhindern sein, dann darf nur mit äußerster Sorgfalt intubiert werden. Ich hoffe, Sie haben hierfür Verständnis.

Wenn es mir und meinem Baby nach der Entbindung gut geht, möchte ich eventuell nach ein paar Stunden das Krankenhaus wieder verlassen, um zuhause in vertrauter Umgebung von meinem Mann und einer freiberuflichen Hebamme betreut zu werden.

Herzlichen Dank für Ihre Aufmerksamkeit!
Mein Mann und ich wären sehr erleichtert, zuversichtlich und froh, die Geburt unseres Kindes in Ihrer Klinik und mit Ihrer Mithilfe erleben zu können.

Margo und Viktor

„TANTE HELI"

Sie war die Hebamme im Ort gewesen und pausenlos auf Abruf bereit, wenn es bei der „Gruabarin" oder der „Mariedl" „soweit" war. Tante Heli hatte stets viel zu erzählen. Damals war eine Hebamme, wie sie, die es verstand mit Menschen umzugehen, eine Frau für viele Fälle: Säuglingsschwester, Doktorin, Psychologin, Familienhelferin, Heiratsvermittlerin und wer weiß, was noch alles. Sie hatte also ein sehr bewegtes erfülltes Leben und folglich vieles zu berichten.

Und wenn sie früher auf Besuch kam, hing ich an ihren Lippen. Schon als sechsjährige konnte ich stundenlang ihrer Anekdoten von damals lauschen.

Sie plauderte viel und gerne und ihr (oftmals subtiler, schwarzer) Humor war erfrischend und es war aufregend, noch mehr zu erfahren. Dennoch konnte man diese Frau immer deutlich spüren, sie brachte Leben mit, wenn sie zu uns kam. Davon hatte sie ja wirklich reichlich gehabt. Sie hat in ihrer Hebammenlaufbahn nicht nur über 3000 Kindern zur Welt verholfen, sondern auch Geburtsvorbereitungen geleitet, als reifere Frau so manch unbeholfenem Arzt praktische Geburtstechniken bei Komplikationen vermittelt.

So erinnere ich mich daran, wie sie von einer komplizierten Lageanomalie eines Babys (ich vermute, es war eine Querlage) berichtete, bei der die Mutter, sowie das Baby fast am Ende waren. Die Gebärende lag auf dem Kreißbett und der Arzt wurde nervös, weil das Kind nicht raus kam. Er sah sich nicht mehr hinaus, wusste nicht mehr weiter. Er hatte keine Idee, wie er den Fötus aus der bereits entkräfteten Kreißenden noch lebend entwickeln konnte. Panik war ausgebrochen im Geburtsraum und meine Tante Heli wurde kurzerhand von einer anderen Geburt weg geholt, um die Lage zu retten. Sie zögerte keine Sekunde, stieß den Arzt von der armen Frau weg, beschimpfte ihn, was er denn für ein unfähiger Dummkopf wäre, fasste der Gebärenden entschlossen in den Geburtskanal, tastete nach dem Gesicht des Säuglings, fasste in dessen Mund und zog daran, während sie die Frau noch um die allerletzten Kraftreserven anhielt, um das Kind rauszupressen. Es gelang und am Ende war alles glimpflich aus gegangen. Dank ihrer.

Das musste zweifellos brutal ausgesehen haben. Ich stellte mir das natürlich sehr bildlich vor. Die Frau war meiner Tante ein Leben lang dankbar, hatte sie ihr und ihrem Kind doch mit dieser Maßnahme das Leben gerettet. Selbst ein Kaiserschnitt wäre in dieser Situation, wo es schnell gehen musste, zu spät gekommen.

Meine Tante fand die Geburtshilfe in einem Krankenhaus schon damals, in den 70igern wenig würdevoll für die Frauen.
„Man lässt den Frauen ja gar keine Zeit mehr. Wenn sie auf die Station kommen, würde man ihnen die Kinder am liebsten schon auf der Stelle rausreißen. Alles muss heute schnell gehen. Das ist nicht richtig!"
Sie konnte sich darüber sehr aufregen, denn obwohl sie selbst noch aus der „alten Schule" kam, hielt sie stets das Wohl der Frau im Blick. Wenn sie auch damals mit ein paar Chinintabletten so manche Geburt beschleunigte (so auch meine eigene), geschah das,

in ihren Augen, doch nur auf Wunsch der Mutter, die möglichst rasch die Geburtsarbeit hinter sich bringen wollte.

Generell war sie schon dafür, der Geburt ihren natürlichen Lauf zu lassen. An eine sanfte, undramatische Geburt ohne Schmerzen glaubte sie jedoch nicht.

Sie kam auch zu Besuch, als ich im letzten Schwangerschaftsdrittel meines erstes Kindes war. Zu diesem Zeitpunkt hatte ich nun schon sehr viele Bücher gelesen, mir ein eigenes Bild gemacht und wusste, dass meine Tante wohl sehr erfahren, sie jedoch bereits viele Jahre pensioniert war und die Geburtshilfe sich rasant weiterentwickelt hatte.
Ganz lieb gab sie mir Insider-Tipps: Wie viele Kalorien ich denn nun zu mir nehmen durfte und wie die richtige Atmung aussah und dass ich ganz locker lassen sollte, wenn sie mir sagen würden, sie müssten jetzt einen Dammschnitt machen. Dann täte es nicht so weh.
Und dass sie nicht glaubte, dass ich mein Kind stillen würde können und die Muttermilchersatzprodukte heutzutage schon so toll sind, dass man sich das eh nicht antun müsste...das sah sie eigentlich recht locker. Ich auch noch damals.

Ich hatte jedoch keine Ahnung davon, wie stark die Manipulation der Babynahrungskonzerne ab der 70er Jahre war. Um möglichst viel Profit heraus zu schlagen, redete man den Müttern ein, dass Muttermilch dem Kind nicht zuträgliche Mengen an Schwermetallen enthalten würde. Diese werbewirksame Antikampagne wurde selbst den Hebammen in der Ausbildung so eingedrillt. Mütter hatten und haben leider immer noch ein verzerrtes Bild vom Stillen. Oft scheint es nur eine Mühsal zu sein, die mit den heutigen Alternativen ohnehin unnötig scheint.

Ich durfte auch diesbezüglich zu diesem Zeitpunkt noch sehr viel lernen.

Dass ich einmal als Langzeitstillmutter enden würde, daran hätte ich nicht im Traum gedacht.
Aber dazu später.

Es ist soweit!
Sarah kommt zur Welt

Nun war ich in der 35. Schwangerschaftswoche. In meinem Bauch war es schon ziemlich eng und das kleine Menschlein in mir bewegte sich seit einer Woche nur mehr sehr wenig. Auch war mein Bauch nun nicht mehr kugelig rund, sondern etwas unförmig. Ich konnte links den Popo und den Rücken des Babys erfühlen, dementsprechend schief sah das manchmal aus, wenn ich von oben an mir herabsah. Ich wusste auch, dass rechts in der Mitte die Knie sein mussten und oberhalb, das waren wohl die Fersen. Wenn ich spürte, wie die kleinen Knubbel unter meiner Bauchdecke herumfuhren war das nun nicht mehr so angenehm. Auch das Schlafengehen wurde nun etwas mühsamer. Der Rücken tat weh, aber noch lange nicht so schlimm, wie die Frauen in meinem Umfeld das hochspielten.

Es war an einem Montag, als die Schmerzen begannen. Keine Wehen, das wusste ich, denn diese würden wie Menstruationskrämpfe beginnen. Diese hier waren im Nierenbereich lokalisiert und zogen sich an der Taille nach vor. Fast schon dachte ich an verirrte Winde in meinen Gedärmen. Doch irgendetwas war anders. Wärme tat gut, so legte ich mir einen Thermophor ins Kreuz. Dumm war auch, dass der Blasendruck in den Nächten nun schon sehr lästig wurde. Alle 45 Minuten musste ich mich aus dem Bett wälzen.

Aufgrund dieser diffusen Kreuzschmerzen konnte ich nur mehr im knien schlafen, abgestützt auf einem Stillkissen. Mühsam war das schon.

Der darauffolgende Tag war auch nicht besser. Meine Nichte Isabella kam, ich durfte ihr Englischnachhilfe geben, musste mich jedoch sehr konzentrieren, bei der Sache zu bleiben. Immer wenn so eine Nierenkolik kam, muss ich einen roten Kopf bekommen haben, was mir sehr peinlich war, denn ich wollte vor meiner 12jährigen Nichte kein Theater machen. Noch dazu war sie ohnehin schon beunruhigt genug, da ihr meine Schwester die Telefonnummer hinterließ, unter der sie in dieser Zeit erreichbar war. Nur für den

Fall, dass da bei der Tante was losgehen würde. So ein Unsinn! Ich hatte ja noch so lange Zeit...

Abgesehen davon war ich ein wenig enttäuscht, da man mir offensichtlich nicht zutraute, den Unterschied zwischen Koliken und Wehen zu kennen.

Mittwoch. Ich lag nur mehr herum. Mit dem Stillkissen in Kniestellung. Es war mir kaum möglich, noch irgendeine andere Tätigkeit auszuführen, als auf die Toilette zu gehen. Der Vater meines Kindes stellte mir am Morgen einen Liter Geburtsvorbereitungstee in einer Thermoskanne auf den Couchtisch, bevor er zur Arbeit fuhr. Essen konnte ich kaum mehr. Ich aß bloß ein paar Löffel Joghurt und dazu Leinsamen. Das würde den Geburtskanal „flutschiger" machen, hatte ich gelesen. Überhaupt hatte ich viel Zeit zum Lesen gehabt und begonnen einen Haufen Literatur über Geburt zu sammeln. Ich musste mich damit auseinandersetzen, sonst fraß diese lähmende Geburtsangst mich auf. Ich las auch Hebammenlehrbücher und exotische Werke über alternative Methoden des Gebärens, über Hilfsmittel verschiedenster Kulturen und Völker, Homöopathie und Akupunktur. Außerdem praktizierte ich Dammmassage mit meinem Partner. Das gab mir ein gutes Gefühl und ich konnte mein straffes Gewebe und meinen Geist an die Dehnung gewöhnen, die bald mein Baby vornehmen würde. Ich hatte meditiert und übte mich in positivem Denken: „Ich bin gaaaanz weeeeeiiiit und weeeeeiiiich!"
Mein Geburtsplan lag bereit.

Ich telefonierte mit meiner ebenfalls schwangeren Freundin Angela. Unsere Geburtstermine variierten um eine Woche. Sie erwartete jedoch bereits ihr zweites Kind. Angela fragte mich ganz erschrocken nach den Abständen meiner Koliken.
„Ach, du meinst, es wären Geburtswehen? Nein! Das können maximal dazwischen diese Senkwehen sein. Ganz sicher keine richtigen Wehen, Angie!"

Ich versprach, auf die Uhr zu sehen und die Abstände zu notieren.
„Nein, ich habe eher das Gefühl, permanent Kontraktionen zu haben, aber das kann ja wohl nicht stimmen. Zu blöd. Aber du hast recht, ich werde mich weiterhin warm halten, das hilft wirklich!"

Am selben Abend trafen wir uns noch, um gemeinsam den Geburtsvorbereitungskurs zu besuchen. Sicherheitshalber wollte ich die nette Hebamme Brigitte dort auch noch einmal um Rat fragen wegen meiner dummen Beschwerden. In der Hoffnung, sie würde mir ein typisches Schwangerschaftsphänomen einer Erstgebärenden diagnostizieren, startete ich nach dem Kurs zu ihr. Sie hatte während des Vortrages schon bemerkt, dass ich keine 5 Sekunden mehr stillsitzen konnte, weil mir alles wehtat. Brigitte vermutete erst Krämpfe im Nierenbereich. Morgen beim Frauenarzttermin sollte ich den Doktor fragen.

Hoffentlich würde das nicht die ganzen restlichen Wochen der Schwangerschaft so weitergehen, denn dann hätte ich Verständnis für die dramatischen Erörterungen meiner Mutter über die letzten furchtbaren Schwangerschaftswochen.

Brigitte war dann noch so lieb und tastete meinen Bauch ab. Plötzlich machte sie ein verblüfftes Gesicht. Sie erklärte, dass ich einen beachtlichen Gebärmuttertonus hätte, und mein Körper massive Vorbereitungsarbeit leisten würde.
„Ich kann gar nicht auf deinen Bauch drücken, schon wird er steinhart. Ich kann nicht einmal mehr das Baby spüren durch diese starken Muskeln. Das glaube ich dir, dass das anstrengend ist, meine Liebe!"

Ich solle dies als positives Zeichen sehen, vielleicht würde sich mein Muttermund bereits ein wenig öffnen!
Endlich bestätigte mir jemand diese schlimmen Zustände. Ich dachte schon, ich sei überempfindlich. Wenn ich wegen solcher Kleinigkeiten wie Senkwehen schon so kämpfte.
Die Worte der Hebamme ließen mich hoffen.

Donnerstag Vormittag: Frauenarzttermin

Wieder einmal hatte ich viele neue Fragen an den Herrn Dottore. Ob mein Kind sich nun ordentlich mit dem Kopf nach unten gedreht hat? Der Kopf sich vielleicht schon ins Becken eingestellt hat? Der Muttermund eventuell schon ein wenig offen war? Was diese blöden Schmerzen bedeuten würden?

Zu meinen Beschwerden fiel ihm nur „Das dürften Nierenkoliken sein." ein. Ich sollte mich warmhalten, schonen und irgendeinen Bärentraubentee trinken.
Meinen Muttermund erklärte er für völlig verschlossen, meiner Kleinen gehe es gut, sie wäre zierlich aber „pumperlg'sund".
Ich wollte wissen, wann es denn losgehen würde. Er erklärte, dass er diese Frage nicht mehr beantworten würde, denn er hätte sich schon häufig getäuscht. Jeder Fall ist anders und die Natur macht ohnehin, was sie will. Es könnte jeden Moment losgehen, aber auch noch viele Wochen dauern. Es wäre natürlich schon noch viel zu früh für sie, aber sie wäre fit.

Beruhigt hat mich diese Diagnose „Nierenkoliken" von meinem Arzt schon. Endlich hatte ich Gewissheit und konnte lockerlassen, weil ich noch Schonfrist haben würde. Ich weiß immer gerne, warum etwas wehtut, was die Wurzel des Problems ist. Das macht es viel leichter für mich, es auszuhalten.

Kaum zuhause angekommen waren die Couch, das Stillkissen und die ersehnte Wärmeflasche ein willkommener Trost für den angespannten Tag.

Freitag:
Die Schmerzen waren noch nicht besser, trotz Tee und Ruhe. Seit vier Tagen hatte ich zu meinen nervigen Toilettengängen auch noch Durchfall dazu bekommen. Wie war ich trübsinnig! Mein Gott, ich hörte mich schnaufen und stöhnen wie eine alte Frau. Wie lange würden diese Schmerzen noch andauern? Die Koliken waren zwischenzeitlich sehr heftig. Ich wünschte mir, wie jeden Tag in dieser verfluchten Woche, nur ja an so einem Tag nicht mein Kind kriegen zu müssen, denn diese Scheißschmerzen noch zusätzlich...Nein danke.

Es war ein öder Vormittag, ich war um 7 Uhr aufgestanden, machte mir einen Thermofor und wälzte mich auf die Couch. Auch mein Stillkissen hatte ich natürlich wieder mitgenommen. Mein heiliges Stillkissen! Damit hatte ich mittlerweile eine Stellung gefunden, in der es mir für eine Stunde möglich war zu schlafen.
Aber auch das nur, wenn ich den richtigen Winkel gefunden

hatte, es wurde noch schwieriger. Mein ganzer Unterkörper ab dem Magen war nun schon mit einbezogen und ich bekam Angst. Sollte es wirklich nicht mehr besser werden? Wenn nur diese verdammte Blase nicht auch noch ständig voll wäre! Mein Magen knurrte etwas, ich hatte Hunger, aber keinen Appetit. Meinem Kind zuliebe nahm ich wieder ein paar Löffelchen Joghurt zu mir. Dabei glaubte ich, jeder Löffel würde gleich wieder hochkommen. Nein danke. Was für ein ekelhafter Tag war das!

Und wieder aufs Klo.

Huch! Blut. Ein kurzer Schreck. Wann hatte ich das letzte Mal Blut auf meinem Klopapier gesehen? Ich wurde ein wenig nervös. Das Blut konnte auch von dem gestrichen Abstrich beim Arzt herrühren. So was Dummes aber auch, dass der Arzt da noch herumtun musste!

Ich versuchte mich zu beruhigen: „Schau, es ist nichts Schlimmes, ganz normal, keine Angst, es geht noch nicht los. Das würdest du schon anders merken!"

Irgendein Teil in mir glaubte wohl immer noch, dass dieser Kelch an mir vorübergehen würde, dass mir die Geburt erspart bliebe. Irgendwie.
Doch auch mein Verstand meldete sich: „Es war möglich, dass du schwanger geworden bist, es ist tatsächlich so, dass in dir ein Kind gewachsen ist, woher sollten denn der Bauch und die Ultraschallbilder kommen? Du bist nun fast 8 Monate schwanger und es ist toll gelaufen. Du hast es erlebt. Du wirst auch die Geburt erleben!"
Ich konnte diese Tatsache kaum fassen, dass dies hier Realität war.

Solange ich denken kann, hatte ich diese Ängste. Stets hatte ich mir gedacht, dass ich nicht wüste, wie ich es anstellen würde, es überstehen könnte, und dabei auch noch „bei mir", bei Bewusstsein, zu bleiben, jedoch sollte ich es wirklich „erleben", dann komme was wolle, wird es nichts mehr auf der Welt geben, das mich noch ängstigen könnte.

Mir war völlig klar, dass dieses Geburtserlebnis mich und mein Leben völlig verändern sollte.

Es würde entweder ein schlimmes Erlebnis sein, welches mich dazu zwingt, mich völlig herzugeben, zu verlieren, um nicht wieder gefunden zu werden, oder es könnte, was für mich damals nahezu unvorstellbar schien, ein Wahnsinnserlebnis sein, welches gänzlich die Tragik meiner Vergangenheit mit den vielen Übergriffen und Verletzungen meiner Kindheit zunichte zu machen imstande wäre.

Ich spürte, dass das, was ich seit Jahren der Therapien versuchte, zu verarbeiten, mit einem Schlag seine Macht über mich verlieren könnte.

Nur jemand, der selbst diese Angst kennt, weiß, wie knochenhart die Arbeit ist, sie zu bewältigen.

Brigitte, die Hebamme hatte einmal erklärt, dass sie viele Frauen im Kreißsaal erlebt hat, die glaubten, keine Angst vor dem Gebären zu haben, bei der Geburt jedoch völlig überfordert waren von dieser Naturgewalt und hernach diese Erfahrung als Trauma lange verarbeiten müssen.

Darum wollte ich nicht wegsehen. Ich wollte gute Vorarbeit leisten.

Klobesuch Nummer 11: Und wieder sah ich Blut. Und dann einen Schleimklumpen.
Bleib ruhig! Ruhig atmen! Alles wird gut.
Ich nahm wieder meinen gewohnten Platz im Wohnzimmer ein. Entspannen!
Mein Herz klopfte wild.

Klobesuch Nummer 12: Wieder Blut. Wieder Schleim. Wie von fern hörte ich mich „Oh Gott!" sagen.
Zittern überkam mich und ich ahnte: Es war so weit.

*

Die Schmerzen wurden plötzlich noch stärker, aber das musste die Aufregung sein. Ich holte mir einen frischen Thermofor und legte meine Entspannungsmusik auf.

Nun begann ich zu weinen in meinem Elend. Diese blöden Nierenkoliken malträtierten mich seit Tagen. Was, wenn ich nun Wehen hatte, und ich konnte mich nicht darauf konzentrieren, wegen dieser Qualen? Mir war kalt und ich durchlitt Höllenängste, fühlte mich wie ein kleines Häschen vor dem bösen Wolf.

Das Telefon klingelte. Meine Mutter war dran und erkundigte sich nach meinem Befinden. Sie bemerkte wohl die leise Aufregung in meiner Stimme und so musste ich zugeben, dass es mir nicht sonderlich gut ging. Ich hatte keinen Nerv mehr, mich noch großartig zu verstellen, nicht einmal mehr Theater für meine Mutter zu spielen.

Sie ärgerte sich wieder, weil man mir keine Medikamente mitgegeben hatte. „Ach Mama, du mit deinen Medikamenten! Das wäre nicht gut für das Baby! Ich steh das schon durch!"

Ich wollte nichts hören, nur eine halbwegs annehmbare Position finden in der ich würde schlafen können. Ihr Gerede ging mir sehr auf die Nerven, doch ich versuchte wirklich nett zu sein. Ich vermutete, dass meine ohnehin schon sehr aufgeregte Mutter nun keine Minute mehr Ruhe finden, sie sogleich meine beiden älteren Schwestern anrufen würde, um auch diese mitfiebern und beten zu lassen. Ich konnte nur den Kopf schütteln, so ein Drama! Was konnte ich denn dafür? Was, wenn heute gar keine Geburt stattfinden würde? Dann wären alle total umsonst aus dem Häuschen wegen mir. Die Erkenntnis, dass ich in diesem Moment vor den schwersten Stunden meines bisherigen Lebens stehen könnte, wies ich verbissen von mir.

Tja, und wer sagt's denn? Es dauerte keine 10 Minuten, schon klingelte wieder das Telefon und meine Schwester Petra rief an. In meiner Not berichtete ich ihr von den letzten blutigen Neuigkeiten.

„Oje, das hatte ich bei Jaqueline auch und ein paar Stunden später war sie da!"

Meine Super-Gebärmaschinen-Schwester! Bei der Geburt des zweiten Kindes meiner Schwester war ich 20. Ich war damals ein zierliches, tussiges, zimperliches und anämisches Püppchen, mit aufgeklebten Fingernägeln und Miniröckchen. Einige Stunden nach Jaquelines Geburt besuchten wir meine coole Schwester, die uns bereits wieder aufrecht sitzend, nur etwas blass begrüßte, sogleich bereit, mit uns in die Spitalskantine zu gehen, die erste Zigarette und den ersehnten Kaffee zu konsumieren.

Ich bewunderte sie, weil sie so stark, so kämpferisch und robust war.

„Na, wie war's denn, erzähl schon!", wollten wir Weiber natürlich wissen.

Schnell war's und heftig. Aber die Kleine war bei der zweiten Presswehe da.

Ein Lippenbekenntnis meiner Schwester an mich: „Bevor die Presswehen anfingen, musste ich an unsere kleine Margo denken.

Das war schon wahnsinnig schmerzhaft, gemein schmerzhaft. Ich stellte mir Margo in dieser Lage vor und dachte nur, die würde das nicht aushalten."

Und dann an mich gewandt fügte sie noch hinzu: „ Am besten, du lässt dir mal einen Kreuzstich machen!"

„Wirst sehen, dass es heute noch losgeht!"

Ach ja, rede du nur, dachte ich, ich bekomme jedenfalls in den nächsten Stunden kein Kind. Aus. Basta.

Danach läutete auch noch Schwesterherz Nummer 2 durch, und langsam wurde ich richtig sauer.

„Was soll denn sein, ich bitte euch, macht mich nicht fertig!"

Ich war definitiv nicht in Stimmung auf ein „Tag X-Schwätzchen". Mann, mir stand sicherlich die Apokalypse bevor.

Ich konnte die Anteilnahme im Moment nicht begrüßen. Zu jedem anderen Zeitpunkt hätte ich mich sicherlich darüber gefreut.

Der Fernseher war an, und die zig aufeinanderfolgenden Talkshows liefen an mir vorüber. In diesem Schwebezustand zwischen Wachen und Schlafen hörte ich mich nun öfters jammern, die rührenden Klavierballaden der „Entspannungsmusik für werdende Mütter" entlockten mir gar Tränen. Tränen der Verzweiflung. Aber auch Tränen der Freude.

Wie das denn?

Irgendwie kam mir das ziemlich absurd vor, in meiner Pein ganz urplötzlich diesen Schwall an Glückseligkeit und Freude auf mein Kind zu empfinden. So ein merkwürdiger Tag war das.

Nun war es 13 Uhr, ich wartete auf den Papa, der nun bald von der Arbeit kommen würde. Als er um 12 Uhr angerufen hatte, schlug er vor, die Fachleute auf der Geburtenstation nachsehen zu lassen, was los ist.

Ich lag also da, ein 75 Kilogramm schwerer Wal in einer völlig verdrehten Stellung auf meiner Couch, als sich draußen vor dem Fenster der Himmel bedrohlich verfinsterte. Ich hatte mich noch gefreut, als die Sonne um die Mittagszeit mein Wohnzimmer und meine Seele ein wenig aufhellte. Doch nun schienen sich dicke graue Wolken vor sie zu drängen, es wurde spürbar finster. Als es keine Minute später auch noch laut donnerte, schreckte ich zusammen. Aus einem Instinkt heraus umklammerte ich augenblicklich meinen Babybauch, wie ich es immer tat, wenn ich fürchtete, sie könnte sich ängstigen. So tröstete ich sie und streichelte die gespannte Bauchdecke. Nun blitzte es hell und in der selben Sekunde knackste etwas in meinem Unterleib. Ich spürte es. Ich hörte es sogar.

Um Himmels Willen, was war das denn? Wie versteinert harrte ich der Dinge, die da jetzt kommen würden. Konnte es sein, dass ich meine Fruchtblase knacksen gehört hatte? Das war doch nicht möglich!

Außerdem müsste ich das doch schon bemerkt haben, da würde doch Wasser aus mir rausstürzen. So hatte ich es doch gelesen.

Mein Mann kam nun endlich heim. Ich lag immer noch stocksteif. Er nahm mich in die Arme. Meine Blase meldete sich wieder, ich musste wohl jetzt aufstehen. Ganz vorsichtig tat ich dies und tatsächlich tröpfelte etwas Warmes, Nasses an der Innenseite meiner Schenkel entlang. Und immer noch funktionierten meine Abwehrmechanismen so grandios, dass ich mir einredete, es musste sich um einen starken Ausfluss handeln. Schließlich hatte ich doch in den letzten Wochen derartig viel Leinsamen in mich hineingestopft, dass es sich jetzt nur um eine vermehrte Scheidensekretion handeln konnte. Vielleicht hatte ich ein wenig übertrieben mit meiner Vorbereitung.

Am WC wieder Blut. Ich fühlte mich, als hätte ich hohes Fieber. Eigentlich wusste ich bereits, was zu tun war. Ich suchte nach Ausflüchten, um nicht in die Klinik zu müssen. Wie verbohrt ich doch war. Welch eine Zumutung! Was für eine Höhere Macht traute

MIR zu, ein Kind zu gebären? Das konnte einfach nicht normal sein! Ich fand mich wirklich töricht. Noch immer fühlte ich mich nicht erwachsen genug, durchzustehen, was nun auf mich zurollte.

Ich zitterte. Viktor nahm mich in die Arme. Mir war entsetzlich kalt. Ich hatte so große Angst und sprach es nun auch leise aus. In seinen Armen begann ich wieder zu weinen, doch ich wehrte mich nun nicht mehr gegen die Schmerzen, gegen den Umstand, dass es jetzt soweit war. Ich weinte, weil ich endlich akzeptiert hatte, dass ich mich völlig der Natur ausliefern musste. Es war an der Zeit, all das zu befolgen, was ich mir in den Monaten des Wartens angeeignet hatte. Es war an der Zeit, zu meiner Entscheidung zu stehen.

Diese Klarheit wollte ich nun Brigitte, der Hebamme, mitteilen. Ich wählte ihre Nummer und als ich sie erreichte, schilderte ich ihr meinen Tag. Sie war so lieb, kannte mich nun schon so gut, konnte meine Ängste nachvollziehen und auch die Sorge um das Baby, weil es doch zu früh kommen würde. Sie verstand es, mir Mut zu machen und meinte, die Natur käme mir eventuell auf diese Weise entgegen.
Dass meine Furcht um meine zarten Geburtswege vermutlich begründet wäre und die Natur es gut mit mir meinen würde, indem ich bloß ein kleines zartes Kind aus meinem Körper zu gebären hätte.

Unter Tränen nickte ich und betete, sie möge Recht behalten. Während dieses Telefonats packte mein Mann die Kliniktasche, die ich mich bislang geweigert hatte, vorzubereiten. Ich war ihm unendlich dankbar für seine Fürsorge und seinen Beistand.

Und da spürte ich sie: Eine ziemlich starke Kontraktion, das war eine Wehe. Ich war mir sicher. Die Empfindungen waren noch stärker, als diese Koliken, die ich nun auch nicht mehr wahrnahm. Ich begann, zu veratmen, wie ich es im Kurs gelernt hatte. Brigitte am Telefon half mit, sie erinnerte mich an das schöne Bild der sich öffnenden Blume. Wie ein Engel begleitete sie mich.

15 Minuten später kam wieder eine ganz deutliche Wehe. Viktor hatte auf seiner Armbanduhr mitgestoppt. Die nächste Wehe kam im Auto 10 Minuten später und die übernächste nach 6 Minuten.

Die Fahrt war turbulent, das Wetter unglaublich. Die Sonne schien. Dann kam ein Schneesturm. Irgendwie ging es da draußen zu, wie in meinem Körper. Nur dass es draußen kalt war, es war der 20. März. In mir drinnen hingegen brannte es wie Feuer. Die Wehen kamen nun alle 5 Minuten und das Sitzen war ausgesprochen mühsam für mich. Ich konnte kaum glauben, dass ich die Ankunft in der Klinik ernsthaft herbeisehnte, die Fahrt war ein richtiger Trip. Ich hatte starke Schmerzen, aber keine Angst mehr. Ein leichter Nebel kam über mich, der mir irgendein Gefühl von Sicherheit zu geben schien. In diesem Zustand war ich mir sicher, dass es nun lief. Und ich irgendwie wusste, was zu tun war. Ich hatte weder Sorge um mich, noch um mein Baby, eine fremde neue Ruhe war da in mir. Ein neues Vertrauen.

Ich konzentrierte mich auf die Atmung, es wurde jedoch immer schwieriger, weil sich auch die Blase wieder meldete. Doch der Weg war noch weit und keine Toilette in greifbarer Nähe, die ich hätte aufsuchen können.

Viktor atmete mir vor, weil ich den Rhythmus nicht mehr so gut hinbekam. Alles war schon sehr heftig. Ich stöhnte. Die Ängste peitschten wieder auf mich ein, wie hohe Wellen auf stürmischer See? Was, wenn mit meinem Kind etwas nicht stimmte? Ich Fehler machte? Wenn die PDA nicht wirkte? Wenn es stecken bliebe?

Nach einer dreiviertel Stunde Fahrt waren wir am Parkplatz des Spitals angekommen. Es war Freitagnachmittag. Besuchszeit. Der Parkplatz war voll.

Mein Mann wurde ungeduldig, wollte vor die Eingangstüre fahren, doch ich hielt ihn an, es weiter zu versuchen, um einen passenden Parkplatz zu ergattern. Da fuhr nun jemand mit Schneckentempo aus einer Parklücke.

„Beeil dich, du lahmes Ei! Ich krieg ein Kind!", kam mir in den Sinn.

Doch wenigstans hatten wir endlich einen Parkplatz! Zwar weit weg vom Eingang, aber immerhin. Als mein Mann mir aus dem Auto half, war ich schwer wie ein Rhinozeros und ich war ihm sehr dankbar für seine Stütze. Ohne sie wäre ich keinen Schritt weitergekommen.

Behutsam schleppte er mich Stufe um Stufe die drei Ebenen bis zum Eingang hinauf. Dazwischen ein paarmal Pause machen, weil Wehen anrollten.

Da kamen Leute auf uns zu, die ich tapfer anlächelte. Wenigstens Fremden gegenüber konnte ich noch mein Gesicht wahren.

Eingang. Lift. Station. WC!!! Ahhh, war das gut!

Die Krämpfe lösten sich dadurch leider nicht, doch zu meiner Erleichterung ließ wenigstens der Druck nach.

Auf dem Weg zum Hebammenzimmer kam uns gleich eine freundlich grinsende Frau entgegen.

Sie fragte: „Haben WIR Wehen?!"

WIR nickten.

Im Untersuchungszimmer neben dem Kreißsaal forderte sie mich auf, mich auszuziehen. Ich schlotterte am ganzen Körper und als tonnenschwere Walkuh war es schon ganz schön schwierig mich zu entkleiden.

Merkwürdigerweise hatten die Schmerzen nun nachgelassen. War ich etwa eine von den Frauen, die plötzlich keine Wehen mehr haben, nachdem sie auf der Geburtenstation ankamen? War es die Angst?

Mir gefiel es jedenfalls kein bisschen. Immerhin war ich schon mal hier und irgendwann musste es ja sein. Ich wollte es auch schnell hinter mich bringen.

Nun berichtete ich über meinen Verdacht einer undichten Fruchtblase.

Die nette Hebamme untersuchte mich, indem sie mir behutsam zwei Finger in die Scheide einführte. Sie drückte vorsichtig tief in mir herum und klärte mich auf, dass mein Muttermund einen Finger breit geöffnet war. Sie zog die Finger wieder aus mir heraus und mit ihnen kam ein Riesenschwall heißes Wasser. Das war ja jetzt eindeutig ein Blasensprung!

Sie dokumentierte: „Die Fruchtblase ist gesprungen."

Aha. Ein CTG wurde angeschlossen und ich konnte die Herztöne meiner Kleinen hören. Wie auch sonst bei diesen Ereignissen machte mein Herz einen Sprung. Das wirkte immer, um meinem angstgeschüttelten Organismus ein paar Endorphine zu entlocken.

Nun wies sie mich an, ein wenig herumzuspazieren, um die Wehen wieder in Gang zu bringen.

Zwei junge Ärzte betraten den Raum. Es bereitete mir Unbehagen, sie zu sehen. Die Götter in Weiß konnten mir Angst einflössen, waren es doch diese Herren, die solch grausige Dinge praktizierten, wie Dammschnitte und Saugglockenentbindungen.

Die, die immer besser wussten, was das Beste für den Patienten ist.

Ich hatte mir fest vorgenommen, mir hier nichts gefallen zu lassen und mein Geburtsplan fiel mir ein. Viktor kramte in meiner Kliniktasche und reichte ihn mir.

Die Herren waren überrascht, offenbar war dies etwas Ungewöhnliches.

„Mal sehen, vielleicht brauchen wir das ja alles sowieso nicht! Seien sie ganz entspannt!"

Aber Hallo! Ich habe doch nicht ein halbes Jahr meine heilige Muschi bis zum Anschlag gedehnt damit die mir dann da hineinschneiden?

Sicherlich nicht!

Ein besorgter Blick der beiden fiel mir auf, als sie auf den Ultraschallmonitor blickten. Mit ernster Miene trat einer davon zu mir und erklärte mir, dass mein Kind noch sehr klein war und die Schwangerschaftsdauer noch keine 36 Wochen betrug. In dieser Klinik durfte man jedoch erst nach dieser Zeit entbinden, da es keine Notfallstation für Neugeborene gäbe. Das war mir klar, und ich erläuterte den Herren, dass ihr Chef, mein Frauenarzt, mir erst noch gestern sein Wort gegeben hatte, ich würde in seiner Klinik entbinden können. Das hatte er doch nicht einfach so gemacht?

„Ich bin doch gesund. Mein Kind doch auch, oder?"

Die Herren tauschten ernste Blicke.
Auf Nummer sicher mussten sie gehen, die beiden Angestellten des Chefs, meines Gynäkologen seit meinem 14. Lebensjahr.

„Wir müssen ihn fragen. Mal sehen, ob wir ihn erreichen können!"

Bange Minuten vergingen. Ich würde doch nicht auch noch von hier weg müssen? Und überhaupt wohin? Es käme nur das nächstgelegene Spital in Frage, wo die geburtshilflichen Gepflogenheiten seit 40 Jahren immer noch galten und über jedwede selbstbestimmte Alternative gesetzt wurden. Wir waren nicht grundlos die dreifache Wegstrecke gefahren, um dieser rationalisierten Entbindungsmaschinerie zu entgehen. Dieses Krankenhaus hier war meine Wahl. Es war bekannt für seine gute Führung, die heimelige Atmosphäre und die Aufgeschlossenheit für alternative Geburtsmethoden. Wenn ich schon gebären musste, dann nur hier.

Einer der beiden Ärzte betrat nun wieder das Zimmer und sein Lächeln ließ mich aufatmen: „Alles ok. Der Chef weiß Bescheid! Sie können hier ihr Baby kriegen! Ausnahmsweise, weil Mutter und Kind gesund sind.“

Wir sind gesund. Wenn ich gesund war, dann würde ich das mit dem Gebären auch hinkriegen. Meine Zuversicht wuchs. Das war doch die beste Nachricht, die frau in diesen Stunden bekommen konnte! Alles würde nun gut werden. Ich wusste es. Na dann los!

Nachdem die erste Euphorie verpufft war, begannen mich meine Ängste erneut zu packen.

Das Zimmer war inzwischen wie eine Erweiterung meines Körpers geworden und mit meiner wachsenden Furcht verformte es sich zusehends.

Zuvor noch in den Wolken gegangen, sank ich nun immer tiefer. Ich, eine Träumerin, eine die sonst durchs Leben tanzte, leichtfüßig wie eine Elfe, fühlte wie die Luft da oben immer dünner wurde. Doch ich fürchtete mich vor dem Kontakt mit der Erde.

Dies sollte jedoch nicht mehr der Fall sein, sobald ich tatsächlich am Boden angelangt war. Aber das wusste ich zu dieser Stunde noch nicht. Das hatte noch Zeit.

Im Ultraschall wurde meine Tochter gemessen, 2600g betrug die Schätzung der beiden Ärzte.

Sogleich erwähnte ich noch die Periduralanästhesie. Die Ärzte meinten, das wäre auch überhaupt kein Problem. Ob ich gleich eine haben wolle oder noch warten würde? Ich konnte noch warten.

Dann kam der andere der beiden mit einer Spritze bei der Türe herein, und meine Glückssträhne war restlos verflogen.

„Ist DIE für mich?!"
Das Entsetzen stand mir offenbar ins Gesicht geschrieben. Kann sein, dass ich bleich geworden bin.
„Nein, also, ich habe doch geschrieben, dass ich auf solche Mittelchen weitestgehend verzichten will!", erklärte ich kleinlaut, aber bestimmt.
Nachdem er mir jedoch offenbarte, dass es sich um die Lungenreifeinjektion für mein Frühchen handelte, die man prophylaktisch nur über meinen Körper verabreichen konnte, hielt ich meine Pobacke hin und biss die Zähne zusammen.

Wie kann man Nadeln nur so hassen? War ich denn wirklich so verdammt wehleidig? Es war für mich nicht möglich, eine Spritze zu bekommen, ohne zuvor meinen Widerstand deutlich gemacht zu haben.
„Nana, sie müssen jetzt ein Kind kriegen!", entgegnete Doktor Nummer 2. Ja, der hat leicht reden, dachte ich.

Ich lag immer noch auf dem Bett, dessen Laken mit meinem Fruchtwasser getränkt war.
Mit dem Netzhöschen, das die Hebamme mir übergezogen hatte fühlte ich mich nun erstmals hineinkatapultiert ins Spinnennetz der Krankenhausroutine. Und ich gebe zu, irgendwie gab mir das Sicherheit, da ich in meinem elenden Zustand eher hilflos war. Immerhin hatten diese Leute viel Erfahrung. Tag für Tag arbeiten sie quasi an der Front. Sie würden schon wissen, was zu tun ist.
Gemeinsam würden wir das Kind schon schaukeln...

Ich durfte in Seitenlage verharren, den Gürtel des Wehenschreibers um den Bauch gelegt, begannen wieder die Gebärmutterkontraktionen. Auf dem CTG entstand eine Kurve, die mich jedoch enttäuschte, denn ihr Verlauf schien weniger steil bergauf zu gehen, als mein Bauchgefühl es mir vermittelte. Die Hebamme wurde gefragt, doch die interessierte sich nicht für diese Anzeigen auf dem Ausdruck. Für sie zählte, was ich empfand. Das war schön. Außerdem gab sie zu, dass diese Geräte sehr oft spinnen.
Na toll! Wozu sind sie dann da?

„So, wir gehen jetzt am besten ins Kreißzimmer, der Arzt meinte, dass es besser wäre, wenn sie doch ein paar Stunden liegen bleiben."

„Wieso muss ich das?"

„Wegen der Nabelschnur. Das Köpfchen hat sich noch nicht in ihr Becken eingestellt. In aufrechter Position besteht die Gefahr, dass es die Nabelschnur abdrückt, und somit die Sauerstoffzufuhr abdreht. Ich weiß, es ist unangenehm, doch das muss wohl jetzt so sein. Sobald sich das Kind richtig eingerichtet hat, können sie dann herumgehen."

Das klang plausibel.

Die Wehen wurden unangenehmer, fühlten sich an, als wenn ein starkes Gummiband vom Schambein bis zur Lunge zusammengezurrt werden würde. Ich empfand keine Wehe wirklich einzeln, es gab eher Wehenhöhepunkte, der Krampf dazwischen blieb dummerweise bestehen.

Vielleicht lag es am falschen Atmen, ich versuchte mich, auf die tiefe ruhige Atmung zu konzentrieren. Die Hebamme half mir dabei. Doch leider wurde es auch dadurch nicht leichter. Irgendwie gelang es mir nicht, lockerzulassen, viel zu groß war die Spannung in meinem Kreuz. Nun schlug sie vor, mir ein Zäpfchen vor den Muttermund zu legen, welches diesen entspannen und den festen Beckenboden weicher machen würde. Entspannung klang gut und ich nickte.

Nun war es 16 Uhr. Ich lag da auf der Pritsche und konnte mich kaum bewegen. Langsam stieg Wut in mir auf, weil ich mich wie ein hilfloser Käfer fühlte und ich die Heftigkeit der Kontraktionen in meiner Körpermitte nicht verstand. Das war doch alles

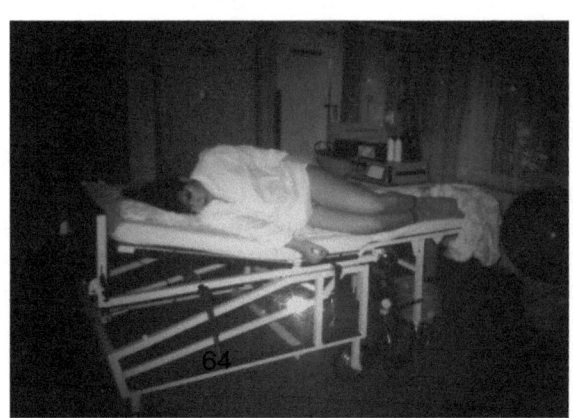

noch viel zu früh für diese Intensität, bildete ich mir ein.

War ich wirklich so wehleidig?
Der Druck auf meine Harnblase war wieder extrem geworden, ich musste nun endlich Wasserlassen. Aber wie, wenn ich nicht aufstehen durfte?

„Vielleicht schaffen sie es noch, 20 Minuten liegen zu bleiben, bis das Zäpfchen sich aufgelöst hat?"
Ich schnaubte und verdrehte meine Augen. Dachte laut, dass es kein Wunder wäre, wenn ich mich verkrampfte, musste ich doch mein gesamtes Urogenitalsystem anspannen, um den Urin zu halten. Verrückt!
Dann die Tatsache, dass ich hier nur Liegen konnte. Immer wieder versuchte ich, mit dem starken Ziehen und Brennen in meinem Unterleib zurechtzukommen, doch es war höllisch im Liegen. Mein Instinkt wusste, dass es erträglicher würde, wenn ich nur mobil werden könnte.

15 Minuten waren vergangen. Es reichte. Definitiv!

„Kann ich nun ENDLICH meine Blase entleeren?", rief ich der Hebamme zu, die irgendwo in einem Nebenraum beschäftigt war.

Ein freundliches „Jaa!" kam zurück und ich liebte sie dafür.

Sie kam auch sogleich und bot mir ihre Hilfe an. Doch ich wollte noch allein zurecht kommen und bedankte mich freundlich.

Ein neues Gefühl von Mühsal überwältigte mich, als ich vom Bett in eine aufrechte Position wechselte. Es fühlte sich an, als ob ein massiges Gewicht nach unten treiben würde. Und es wurde auch nicht besser, als ich ging. Ich schlich ganz vorsichtig zur Toilettentür. Da angekommen bemerkte ich, dass der rote „besetzt"-Riegel vorgeschoben war. Mein Geduldsfaden war dünn geworden in diesen letzten Stunden, ich musste sehr an mich halten, ruhig zu bleiben. So besann ich mich auf die beglückende Tatsache, dass ich aufrecht war und nun herumgehen konnte. Ich schlich um den Toilettenbereich herum und fragte mich, warum denn das so lange dauerte.

Bei den Wehenhöhepunkten, die mir bereits die Luft nahmen ging ich in die tiefe Hocke und hielt mich an der nächstbesten Stelle fest, die ich erreichen konnte Mal war es ein Sessel, dann ein Ball oder der Türrahmen. Obwohl die Wehen noch intensiver geworden waren, kam ich nun viel besser damit klar.

Trotzdem war mir nun schon ein wenig zum Heulen zumute: „Wer besetzt denn bitte so lange das Klo?!", rief ich laut.

Das hörte nun die liebe Hebamme und ich fand sie gleich gar nicht mehr so lieb, als sie erwiderte: „Ach, das Klo ist nicht besetzt! Sie sind die Einzige hier! Der Riegel ist kaputt! Sie können einfach hineingehen!"

‚grrrr'

Als ich mich endlich auf die Klobrille niederließ, fühlte sich mein Hintern schwer und sehr heiß an. Nun spürte ich massive Kreuz- und Beckenschmerzen.

Ich hoffte, während der Entleerung, keine Wehe zu bekommen. Zum Glück blieb ich solange verschont. Als ich jedoch die Klospülung betätigte, kündigte sich die nächste heftige Kontraktion an und ich sah zu, dass ich schleunigst raus kam, um nicht allein zu sein und in der Hoffnung, jemand würde gleich bei der Tür auf mich warten, um mich zu stützen. Ich hatte eine Heidenangst, zu stürzen und nicht mehr hochzukommen. Zum Glück warteten draußen bereits meine Geburtshelferlein. DANKE!

Nun wollte die Hebamme noch kurz nach meinem Muttermund sehen, immerhin waren wir bereits seit eineinhalb Stunden da. Ja, das interessierte mich nun auch.

Also wieder rauf auf die Pritsche. Die Hebamme wartete, bis die starke Wehe abgeklungen war, dann half sie mir dabei, schnell aufs Bett zu klettern. Ich zitterte.

Während der Untersuchung wurde ich gefragt, warum ich denn so große Angst hatte. Vielleicht lag es an meiner Vergangenheit, an den vielen Dingen, die Männer mit mir gemacht hatten, als ich klein war.

Die größte Angst war, ausgeliefert zu sein, mich nicht mehr wehren zu können. Als ich dies aussprach, fühlte ich mich ein wenig befreiter und ich sah in die warmherzigen Augen der verständnisvollen Geburtshelferin, die mit ihren behutsamen Fingern in meinem Körper blieb, mir beim Entspannen half und mit mir durch eine Wehe atmete, dabei von Öffnung und Vertrauen sprach.

„Wie weich sich der Muttermund nun anfühlt, wenn sie ihren Beckenboden loslassen, so kann er sich gut öffnen! Ich spüre deutlich, wie er aufmacht. Gut machen sie das, jaaa!"
Wirklich?! Wow!
Das war erstaunlich für mich. Ich konnte wirklich etwas tun, damit es voranging. Der Muttermund war zwei Fingerbreit geöffnet.
Es tat sich etwas, wenn auch nicht sonderlich viel. Mir war jedoch klar, dass es sich bei Erstgeburten hinziehen konnte.
Wenn jetzt stündlich ein Zentimeter hinzukam, musste ich zufrieden sein.

Ich durfte nun herumgehen, die Wehen auf dem Ball, in der Hocke, oder wie und wo auch immer veratmen. Eine Matte wurde auf den Boden gelegt, das kam mir gelegen, spürte ich doch klar, dass ich auf die Erde musste. Es zog mich förmlich runter. Am liebsten hätte ich mich auf dem Boden umhergewälzt. Die Hebamme zeigte mir das Veratmen im Vierfüßlerstand. Beim Vorgehen ein, beim zurückgehen ausatmen. Ich versuchte, mein Becken zu kreisen, so wie ich es mir vorgenommen hatte, um mein Baby quasi „hinaus zu schaukeln", doch irgendwie kam ich mir vor, wie in einen Schraubstock eingespannt. Große Bewegungen verstärkten die Schmerzen und kosteten mich ungeheure Kraft.

Ich dachte an eine Duftlampe, wollte gerne Ätherische Öle im Raum, da ich gelesen hatte, wie die Düfte von Türkischer Rose, Lavendel, Muskatellersalbei und Ylang Ylang bei einer Geburt Wunder wirken können. Ich hatte diese Öle von zuhause mitgebracht.
Die Hebamme war so lieb und bereitete diese Mischung für mich zu.
In den Kassettenrekorder sollte eine Entspannungskassette eingelegt werden, doch die Hebamme hantierte ziemlich ungeschickt damit herum. Mit der Technik, meinte sie, hätte sie so ihre Probleme.
Also erhob ich mich, ging zu ihr und zeigte ihr, wie sie einschalten musste. Doch kaum aufrecht kam die nächste Wehe und ich sackte wieder zusammen. So ging das ziemlich ruck zuck dahin mit den Wehen. Die Wehenhöhepunkte dauerten nun knappe 2

Minuten an und ich dachte langsam an die erlösende PDA. Irgendwie hatte ich das Gefühl, alles sei zu stark für den Zeitpunkt, alles ging zu schnell, die Wehen wurden so schnell so heftig, dass ich mich nicht mehr fern meiner Grenzen wähnte. Von Emotionen im Inneren gepeitscht, voll so vieler Gedanken und Sorgen, Erinnerungen und Verzweiflung, versuchte ich immer noch, alles mit mir selbst auszumachen und nach außen hin ruhig zu bleiben.

Mir ging nichts mehr auf die Nerven als Erzählungen von hysterisch kreischenden Gebärenden. Dennoch wunderte es mich, warum ich noch immer so ruhig bleiben konnte.

Doch was hätte die ganze Aufregung denn gebracht, es hätte mir sowieso keiner diese Arbeit abnehmen können und ich hätte das auch nicht gewollt. Außerdem wollte ich ja dieses Kind und es war mir klar, dass es kein Spaziergang sein würde, es zu gebären.

Bald würden ja die Anästhesisten kommen. Solange hielt ich das noch aus.

Eine Krankenschwester stand plötzlich neben mir und fragte mich, ob ich vielleicht mein Abendessen noch zu mir nehmen wollte.

„Ja, wird es denn in meinem Magen bleiben, wenn ich das jetzt esse?"

Ihre Antwort: „So schnell wird das ja nicht gehen. Wenn sie wollen, können Sie gerne noch etwas essen."

Und ja, Wunder was, ich hatte doch ein wenig Hunger jetzt.

Ich beschloss, noch zu essen. Was, wenn das noch 16 Stunden dauern würde, ich brauchte ja Kraft. Die würde ich sicher brauchen können, auch wenn ich wegen der Betäubung keine Schmerzen mehr haben würde. Ein bisschen Mitschieben würde ich schon müssen. Ich wollte ja keine Saugglockengeburt und keinen Schnitt haben.

Viktor ging telefonieren, ich wusste nicht, mit wem, es war mir auch egal. Ob ich denn glaubte, ein paar Minuten allein zurecht zu kommen.

„Na klar!", gab ich beschwichtigend von mir, während ich lässig wirken wollte, da auf dem Geburtsball. Dabei grollte ich in mich hinein, wie er mich jetzt allein lassen konnte, und NEIN, ich wüsste es definitiv nicht, ob ich da jetzt allein zurechtkommen, und die nächste Wehe überleben würde.

Aber man würde es ja sehen. Ist sowieso jetzt nicht zu ändern. Ich blieb freundlich und nett. Sollten dies die letzten Augenblicke mit meinem Mann sein, würde er mich so in Erinnerung behalten: stark und liebenswert.

Er ging also. Ich blieb allein zurück. Und schon kam sie auf mich zu gerollt, die nächste Lawine. Konzentration.
Einer dieser charmanten Ärzte steckte seinen Kopf zur Tür herein und wollte wissen, ob ich schon eine PDA haben wollte. Cool gab ich zur Antwort, dass es jetzt noch nicht sein musste, ich würde noch ein wenig warten, aber man solle nur ja nicht darauf vergessen.
Ich würde es mir nicht anders überlegen.

Eigentlich wollte ich ja von der Geburt meines Babys so viel als möglich bewusst mitkriegen, aber bis zum Schluss das alles durchstehen, das konnte ich nicht schaffen. Hoffentlich würde diese Spritze schnell und gut wirken.

Wie würde es sein, diese Nadel ins Rückenmark gestochen zu bekommen? Ob es sehr weh tun würde? Eigentlich konnte ich es mir nicht schmerzhafter vorstellen, als das Bisherige. Würden sich doch nicht so viele Frauen dafür entscheiden. 40 – 60% in dieser Klinik, wurde mir gesagt.

Zwei Wehen hatte ich nun ganz allein durchgestanden. Ich war stolz auf mich. Dazwischen trank ich diesen guten Tee. Niemals schmeckte mir Tee so gut. Dazu aß ich langsam kleine Bissen Weißbrot von meinem Abendessen. Vom Krankenhausessen.
Warum musste man in ein Krankenhaus, wenn man ein Kind kriegt?
Man hat das ja auch nicht dort gemacht? Alles merkwürdig.

Draußen wurde es langsam finster.
Das Brot schmeckte köstlich, ich genoss es, als es auf der Zunge zerging. Auch mein knurrender Magen freute sich sehr.
Hatte ich eben tatsächlich eine Wehenpause erlebt, in der ich einfach entspannte, während ich trank und aß? Und ich hatte dabei fast vergessen, warum ich hier war.
Doch das starke Ziehen im Kreuz holte mich in die Realität zurück, die nächste Welle kam. Und mit ihr auch eine Wallung meines Blutes. Ich konnte deutlich spüren, wie mein Blut beim

Gedanken an die Austreibung des Kindes rasant durch meine Adern gepumpt wurde. Mein System arbeitete auf Hochtouren.

Was für eine Achterbahnfahrt!

Die Hebamme kam immer wieder einmal kurz herein, um sich nach mir zu erkundigen und mich zu fragen, ob sie etwas für mich tun konnte.

Ich fühlte mich im Moment jedoch allein ganz gut. So ging sie wieder.

Ich stand auf, ging herum, wollte singen und ein wenig Beckenkreisen, doch hatte ich mir das zu einfach vorgestellt. Obschon ich dies fix für den heutigen Tag eingeplant hatte, um die Geburt effizienter zu machen, hinderte mich meine eigene Schwerfälligkeit daran. Wie hätte ich diesen Zustand vorausahnen können? Stattdessen agierte ich nach einem inneren Instinkt. Bei den Wehen ließ ich mich auf den Boden ziehen, mutig spreizte ich mich weit, um „vieeel" Platz zu schaffen, aufzumachen.

Dadurch wurde die Intensität der Wehen noch heftiger und ich fragte mich, wie lange ich noch ruhig bleiben konnte. Wie lange würde es noch dauern, bis ich losschrie, weil ich sonst zerplatzen würde?

Mein Mann kam zurück und als ich ihm erzählte, wie viele Wehen ich allein bewältigt hatte, bekam ich ein großes Lob. Auch die Hebamme meinte, ich wäre tüchtig. Die nächste Wehe kam und sie sagte irgendetwas von Schichtwechsel.

„Nein, Moment. Was soll das heißen? Autsch!", gab ich panisch von mir, während sich in meinem Unterleib ein heftiger Krampf einstellte.

Sie konnte doch jetzt nicht fortgehen. Mich jetzt so im Schmerz allein lassen mit einer Fremden?!

„Bitte bleiben sie da!", flehte ich sie an.

„Auch meine Kollegin ist sehr nett, sie werden sehen, es wird alles gut gehen."

Ich war sehr traurig.

Es war 17.30 Uhr. Auf meine Frage, ob sie sich vorstellen könnte, dass mein Kind noch heute käme, sah sie auf die Uhr und presste sorgenvoll ihre Lippen zusammen.

Sie sah zu Viktor und erwiderte: „Das kann man nie wissen. Machen sie sich keine Sorgen, morgen um diese Zeit haben sie mit Sicherheit ihr Baby in den Armen!"

Sie führte mich wieder an, in den Vierfüßlerstand zu gehen, dabei unterhielten wir uns ein wenig. Es tat ihr sehr leid, dass Frauen schlimme Erfahrungen aus ihrer Kindheit mitbrachten. Sie hatte schon gemerkt, dass derlei Traumata häufig in Geburtssituationen an die Oberfläche geraten. Ursache dafür waren wohl der Schmerz und die Geburtshelfer, denen frau sich ausgeliefert fühlt.

„Aber bei uns können sie loslassen. Wir sind sehr bemüht, mit Respekt und Achtung zu begleiten!"

DANKE!

Die Türe wurde plötzlich aufgerissen und herein trat eine hektische Frau mit einem Wagen voller Plastikpackungen und Schläuchen. Auch Geräte standen darauf. Ah, das musste wohl die Anästhesistin sein.

Dann kam auch noch eine Ärztin mit grimmigem Gesicht, man musste fast denken, sie mag einen nicht, obwohl sie einen gar nicht kannte.

Meinen Gruß bekam ich nicht erwidert. Streng und genervt fragte sie mich merklich wiederwillig, ob ich wirklich eine PDA haben wollte und ich mir im Klaren darüber wäre, dass ich dann ins Bett und während der ganzen Entbindung da liegen bleiben müsste.

„Aber der Chef hatte mir noch am Vortag versichert, dass ich damit auch in die Wanne und selbst aufrecht gebären würde können!", konterte ich.

Sie schien belustigt und erklärte präpotent, wie ich mir das denn vorstellen würde. Mir müsse doch einleuchten, dass sie mich während der Betäubung ständig zu kontrollieren hatten. Und dass das „wieder typisch sei für den Chef, der sich immer alles so einfach vorstellt!" Wenn andere das machten, gut, aber sie sicher nicht.

„Dann ist es nicht einmal möglich, hier auf dieser Matte, einen halben Meter tiefer...?"

Die Narkoseärztin sah mich starr und frech an und unterbrach mich forsch: „Nein das ist nicht möglich. Was ist jetzt?

Wollen sie das jetzt oder nicht? Ich habe nicht ewig Zeit und noch anderes zu tun!"

So hoffnungsvoll ich noch vor Minuten gewesen war, so entsetzt und enttäuscht war ich nun. Ich fühlte mich belogen und betrogen. Hätte ich das gewusst...

Was sollte ich denn nun tun? Konnte ich das denn schaffen? In mir tobte es. Für kurze Momente hatte ich Blackouts, im nächsten Moment war mir dann wieder alles egal. Als die Realität mich einholte, war ich verwirrt. Ich hatte doch meinem Gynäkologen vertraut!

Jetzt drängte mich diese blöde Kuh auch noch! Die hatte Vorstellungen! Ich konnte die meiste Zeit keinen geraden Satz mehr hinkriegen, weil mich der Wehensturm fast umhaute und diese Frau drängte mich!

Ich rackerte mich am Bett mit den Wehen ab und hasste dieses Weibsstück. Immer noch starr und ohne Gefühl blickte sie auf mich herab.

„Was ist jetzt!?" Sie hatte mich mitten in einer starken Wehe überrumpelt. „Einen Moment bitte, ich habe gerade sehr starke Schmerzen!"

Als es nachließ, musste ich erst wieder etwas zu Atem kommen.

„Werden SIE die ganze Zeit hierbleiben, bis ich mein Kind kriege?"

„Ja. Sicher", war die Antwort.

Und ich wusste, was ich zu tun hatte. Ich ließ mir alles noch einmal schnell durch den Kopf gehen und, obwohl ich wirklich eine Heidenangst hatte, schickte ich sie mit einem hasserfüllten Blick aus dem Kreißsaal.

„Dann verzichte ich, danke!"

Ihr Gesicht erhellte sich etwas und ich meinte auch fast so etwas wie ein Gewissen in ihren Augen zu erspähen. Sie musste doch froh sein, sich nun wieder wichtigeren Dingen zuwenden zu können!

Dieser Drache war also weg und ich wusste keineswegs, ob ich mich darüber freuen konnte.

Nun war ich ganz allein auf mich gestellt, musste die kommenden Stunden nüchtern und aus eigener Kraft meistern.

Was hatte ich da entschieden?

Zu allem Übel kam nun auch die nette Hebamme, um sich zu verabschieden. Sie übergab mich ihrer Kollegin.

Ein strenges, beinahe knochiges Gesicht stand mir nun gegenüber. Mit kohlrabenschwarzem Haar, straff nach hinten frisiert, wirkte sie kühl.

Mein erster Gedanke war: „Oh nein, eine vom alten Schlag! Sicherlich ist sie eine, die mich anschreien wird, wenn ich nicht tue, was sie sagt. Die mich festbinden wird und mich einfach aufschneidet...früher haben die immer geschnitten...“

Sogleich präsentierte ich dieser Frau meinen Geburtsplan „solange ich noch kann“, und erklärte ihr, dass ich Angst hätte.

„Kein Schnitt! Lieber ein Riss bitteschön.“

Die nächste Wehe rollte heran: „Ich habe meinen Damm gut vorbereitet...und auf keinen Fall eine Saugglocke!“

Aus, ich kann nicht mehr reden. Vielleicht auch besser so.

Aber das musste ich ihr noch gesagt haben, damit sie motiviert war, meinen Damm heil zu lassen.

Als ich wieder aus meiner Schmerzwelle auftauchte, erklärte mir diese Frau, dass sie generell nur schneidet, wenn es zu einem Notfall käme. Aber es würde auch vieles an mir liegen. Ich müsste gut mitarbeiten und mich besonders am Ende völlig öffnen und loslassen, absolut entspannen.

„Ich werde tun, was ich kann, das verspreche ich! Obwohl ich nicht weiß, wie es sein wird, wenn der Kopf da unten raus kommen soll.“

Wieder auf die Matte. Wieder in den Vierfüßlerstand. Ich atmete zu schnell, trotzdem hyperventilierte ich noch nicht, jedoch schien die Gefahr dafür zu bestehen, denn die Hebamme machte mich darauf aufmerksam und atmete mir vor. Auch Viktor atmete langsam mit. So zeigten sie mir einen Rhythmus, der für mich unmöglich erschien.

„Die stellen sich das leicht vor!“, dachte ich nur.

Ich konzentrierte mich wirklich, aber so wie sie es mir zeigten, schaffte ich das nicht. Trotzdem dürfte es geholfen haben, denn zur Hyperventilation kam es nie.

Die Hebamme schlug nun die Badewanne vor, bei ca. 4 cm Muttermundseröffnung wäre das sinnvoll. Das dürfte jetzt der richtige Zeitpunkt sein, erklärte sie. Ich fand es schade, dass mein Baby nicht im Wasser zur Welt kommen durfte, weil es ja ein Frühchen sein würde. Zum Glück blieb immer noch der Geburtshocker als gute Alternative. Im klassischen Gebärbett würde mein Kind sicherlich nicht kommen.

Trotzdem wollte ich ins Wasser. Ich liebe es, mich im warmen Wasser zu entspannen und freute mich insgeheim auf eine baldige Erleichterung. Ja, Wasser musste unbedingt sein.

Allerdings meldete sich eine leise Stimme in mir, die sagte: „Bist du sicher, dass du da hinein willst?"
Ich ignorierte sie. Natürlich wollte ich da hinein!
Die Geburtshelferin öffnete die Tür ins Badezimmer und ich hörte, wie das Wasser eingelassen wurde. Nun machte ich mich auf den Weg ins Badezimmer. Eine Strecke von vielleicht 6 oder 7 Metern. Ganz langsam und vorsichtig versuchte ich, aufrecht zu gehen, doch es gelang einfach nicht. Immer wieder wurde ich auf den Boden gezogen. Im Moment schien mir alles zu viel zu sein. Es war anstrengend und ich wusste nicht mehr, was ich noch tun konnte.

Die Wehen wurden jetzt noch stärker und langsam machte sich Wut in mir breit über die Heftigkeit und den Umstand, dass ich nun eigentlich selbst mit der besten Atmung nichts mehr erleichtern konnte. Immer wieder dachte ich, es müsste mir doch gelingen, richtiger zu atmen, und mich so zu bewegen, dass die Wehen erträglicher werden. Und das obwohl ich mich doch so gut vorbereitet hatte. Auch die Frage nach den Wehenpausen musste ich mir stellen, in denen angeblich nichts weh tat. Ich befand mich in einem Gefühlsgewitter mit Blitz und Donner auf stürmischer See. Eine Riesen Welle nach der anderen und immer wieder dachte ich:

„Das war's jetzt. Die nächste, die kommt, frisst dich auf, vernichtet dich, erdrückt oder zersprengt dich."

Und wie durch ein Wunder erlebst du die nächste, noch heftigere Welle, wie auch die nächste und die übernächste...

Abstruserweise mischte sich auch so etwas wie Stolz und Begeisterung über diese gewaltige Kraft in mir hinzu. Im tiefsten Inneren passierte etwas mit mir, so als würde ich langsam eine tiefe Wahrheit begreifen...ich spürte, dass ich es schaffen würde, nein, ich wusste es plötzlich!

Ich dachte nun nicht mehr an den nächsten Schritt, alles war einfach zu intensiv geworden. Es war mir nicht mehr möglich, nachzudenken. Ich konnte in dieser Phase nichts mehr bewusst steuern, mich auch nicht mehr sprachlich artikulieren.
Ich wollte sagen: „Gebt mir bitte zu trinken!", doch ich konnte nur mehr murmeln.

Die ganze Energie wurde nun für die Geburtsarbeit gebraucht.
Nun hörte ich mich selber schreien. Und ich werde nie vergessen, was ich dachte, als ich es bemerkte. Staunend lauschte ich dem akustischen Inferno, mein ganzer Körper schrie und brüllte, um nicht zu zerbersten. Es waren Laute, die ich nicht kannte. Zumindest nicht von Menschen. Das tat ungeheuer gut. Es machte mich noch stärker. Ich fühlte mich nun wie eine Wölfin, so wild und ungezähmt, kauerte auf dem Boden herum, bewegte mich ungestüm und ziemlich unanständig, spreizte meine Beine immer wieder, um viel Platz zu machen. Wippte vor und zurück und kippte ein wenig in eine Leidenschaft hinein. Diese Mischung aus Schmerz und Gestöhne, die kleinen Bächlein, die ich hinterließ, wenn ich mich fortbewegte, eine Mischung aus Fruchtwasser und Geburtssekreten, die Bewegungen, meine Haare klebten in meinem feuchten Gesicht, irgendwie hatte das etwas von einem Sexualakt. Mir gefiel das.

Ich sah Viktor an und bemerkte, wie ihn meine Schreie erschreckten, doch bald schien er sich daran zu gewöhnen, da er sah, dass ich ansonsten sehr kooperativ war und keineswegs gefährlich. Besorgt erkundigte er sich bei der Hebamme, warum das denn schon so heftig war, wir waren doch noch am Anfang.
Das Verständnis dafür sollte bald wachsen.

Mir war es zu diesem Zeitpunkt bereits gleichgültig geworden. Jeder der mir das Schreien verbieten hätte wollen, wäre aufgefordert gewesen, mir die Schmerzen abzunehmen und selbst den Mund dabei zu halten.

Zum Glück hatte meine Geburtshelferin dafür Verständnis.

Sie wollte mich gerne vor dem Bad noch untersuchen, denn vor 4 cm Eröffnung könnten sich die Wehen wieder abschwächen, was für den Geburtsverlauf kontraproduktiv wäre.

Wieder legte ich mich auf das unsympathische Bett und wagte nicht zu hoffen, dass der Muttermund tatsächlich schon diese 4cm erreicht hatte.

Die Untersuchung spürte ich kaum.

„Das geht ja richtig flott dahin. 6 cm!", verkündete die Hebamme.

Oh, wie erstaunte mich diese Nachricht? Innerhalb einer Stunde von 2 auf 6 cm, das klang nicht schlecht. Also, ging es nun ans Eingemachte, die letzten vier Zentimeter waren ja bekanntlich die richtig gemeinen.

Es war nun 18 Uhr. Meine beste Freundin Birgit kam herein. Endlich war sie da! Sie sollte ja auch Fotos machen. Wir umarmten uns und ich berichtete, wie weit wir schon waren. Sie wunderte sich, dass ich diese PDA nicht hatte und wollte wissen, wieso, doch ich kam nicht dazu, ihr das zu erklären, denn am Bett liegend überrollte mich die nächste Welle. Und ich schrie los. Von Birgit war nichts mehr zu sehen. Sie musste sich ordentlich erschreckt haben! Sie kannte das ja noch nicht. Es tat mir sehr leid, aber ich konnte nicht anders und hätte sie am liebsten wieder weg geschickt.

Die Badewanne war nun fast voll, die Hebamme und mein Mann halfen mir vom Bett, das war wirklich schwierig. Keine Pause mehr war mir vergönnt. Mir blieb fast die Luft weg, es arbeitete mich. Mein ganzer Körper war ein Krampf. Er hatte sich selbstständig gemacht, und ich hatte nichts mehr unter Kontrolle. Zwischen den Schreien hörte ich mich Wimmern.

Eine innere Stimme sagte mir: „Was auch immer passiert, du kannst es nicht mehr aufhalten. Kämpfe nicht dagegen an, sondern gib dich dem Schmerz hin, er trägt dich näher zum Ende und du wirst es erleben, du bist nun schon so weit, irgendwann ist alles gut, dann kannst du stolz sein, aber jetzt: ARBEITE! Du musst das jetzt tun! Du kannst nicht mehr zurück!"

Diese Stimme in mir war nicht weich und sanft, sondern hart und sicher. Sie kam immer wieder und forderte von mir, mich nicht gehenzulassen, sondern aufzustehen, sie zwang mich dazu. Auf dem Weg ins Badezimmer, der eine Viertelstunde dauerte, krümmte ich mich immer wieder vor Schmerzen zusammen. An aufrecht gehen war nicht mehr zu denken. Ich war schwer konzentriert auf das, was nun mit mir geschah. Mein Kind hatte ich zu diesem Zeitpunkt wirklich vergessen. Es tat so weh. Es schien unmöglich, dass ein süßes Baby solch garstige Schmerzen verursachen konnte.

Nun konnte ich hören, wie mein Mann die Hebamme fragte, ob es denn kein Schmerzmittel für mich gäbe, das wäre ja Wahnsinn, was ich aushalten musste. Ich sah zu ihm und schüttelte meinen Kopf. Ich wusste, ich wollte auf gar keinen Fall mehr irgend so ein Mittelchen, jetzt nicht mehr. Da war so eine neue Kraft in mir, die stärker war als all die Ängste. Diese Energie wollte ich nicht mit chemischen Mittel von außen zerstören.

Endlich war ich an der Badewanne angelangt. Das Ausziehen begann. Ich zog mir die Socken aus, mehr schlecht als recht, Viktor zog mir das Klinikhemd über den Kopf, schnell, denn es ging schon wieder los. Und wieder ging ich in die tiefe Hocke.
„OH GOTT!"

Irgendetwas war anders, stärker, noch stärker. Ich schrie aus Leibeskräften. Als ob mein ganzer Körper sich übergeben müsste, alle Organe sich nach außen stülpen wollten. Als es nachgelassen hatte, sollte der Abstieg in die Wanne erfolgen. Mein aufmerksamer Mann half mir zur Stufe, doch ich zauderte. Irgendwie hatte ich plötzlich extreme Vorbehalte, da hinein zu steigen. Was, wenn ich nicht mehr hinauskäme? Ein kurzer Gedanke, unterbrochen von der nächsten Wucht. Weg war er, der Gedanke.
Wieder ging ich in die Hocke, wollte bereits zum schreien ansetzen, doch nun hatte ich das Gefühl, der Schrei kommt unten heraus. Plötzlich der unglaublich starke Drang, ganz fest nach unten zu drücken. Ich hätte das nicht zurückhalten können, so stark war das.

Mit aller Kraft schob ich mich nach unten. Und was für eine Wohltat! Je stärker ich drückte, umso leichter wurde es zu ertragen. Absurd, aber wahr.

Als meine Geburtshilfe aus dem Nebenraum die „neuen Geräusche" ihrer Kreißenden vernahm, kam sie und fragte mich überrascht, ob ich denn schon mitschieben musste. Ich nickte verdattert. Das musste jetzt wohl eine Presswehe gewesen sein.

Bevor ich in die Wanne stieg wollte sie mich nun noch einmal untersuchen, auch wenn die letzte Untersuchung erst 15 Minuten her war.

Ich presste fleißig weiter und hoffte inständig, dass sie mich nicht dazu zwingen wollte, diese Presswehen zu veratmen, weil mein Muttermund erst 6 oder 7 cm offen war.

Bei jedem Mitschieben platschte Fruchtwasser und Blut aus mir heraus. So hockte ich da und drückte alles raus, ohne Rücksicht darauf, was alles kommen würde. Mir, die ich sonst sehr viel Wert auf Sauberkeit legte war das nun vollkommen egal.

Ich wurde wieder aufs Bett geschleppt. Die Hebamme bohrte sich in mich hinein und ich dachte, ich würde träumen, als sie sagte: „Der Muttermund ist gänzlich verstrichen. 10 cm!"

Im Ernst?! Was für ein Hochgefühl überkam mich? Ich würde jetzt ein Kind kriegen! Mein Baby! Es würde wirklich passieren!

Ich war so aufgeregt, dass mir die Schmerzen völlig gleichgültig wurden. Ich war gespannt auf mein Kind, ja, es würde wirklich kommen! Irgendwie hatte ich es richtig gemacht!

Die Wehen waren verschwunden. Ich setzte mich lässig auf das Bett und grinste durch das Kreißzimmer, wie ein kleines Mädchen, das sich aufs Christkind freut. Nein, schlimmer. Viel schlimmer. So eine Freude gab es in meinem Leben noch gar nicht. Neugierig beobachtete ich das Schaffen der Hebamme, die schon alles für die Geburt vorbereitete. Sie stellte den Hocker auf, legte Zellstoff darunter, mein Mann schnappte sich den Ball und setzte sich damit hinter den Hocker. Voller Enthusiasmus stieg ich vorsichtig vom Bett und sie halfen mir in die neue Position, in der ich nicht mehr lange verweilen würde müssen. Jucchuuu!

„Die letzte Stunde!", dachte ich. Mir war bewusst, dass die für mich gefürchtetste Phase der Geburt bevorstand. Nun würde ich schwer arbeiten. Ich musste mich konzentrieren, ich wollte nichts falsch machen.

Ich dachte immer ÖFFNEN und LOSLASSEN.

Und da war sie auch schon zu Ende, die längere Ruhepause, in der die Natur die Frau nochmal alle Reserven sammeln lässt. Die Hebamme befand sich, halb sitzend, halb liegend zu meinen Füßen. Sie erschien mir in dieser Zeit sehr weise und entspannt, strahlte eine heilende Ruhe aus. Ich vertraute ihr. Ihre Augen konnten meinem Blick standhalten und sie signalisierten mir ebenso Vertrauen. Das zarte Licht, die Musik und die duftenden Öle im Hintergrund verwandelten diesen Raum in einen heiligen Tempel. Niemand redete.

Als die große Welle kam, sahen wir Frauen uns tief in die Augen, gemeinsam würden wir das schaffen. Ich legte nun mich und mein Baby in ihre Hände, sie würde wissen, was zu tun ist, das spürte ich. Ich würde alles tun, was sie mir sagte.

Sie begann mit einem Kännchen Dammmassageöl über mein Schambein zu gleiten und das Öl ganz behutsam über meine Vulva zu gießen. Sinnlichkeit und Magie. Sie wusste, was ich brauchte.
Die Magierin zu meinen Füßen fing nun an, meinen Damm zu massieren und zu dehnen, was sie, wohl mit Gefühl, jedoch nicht sanft machte, sondern sicher und kräftig. Puh, das tat ja richtig weh!
Doch ich hatte ihr doch befohlen, meinen Damm heil zu halten. Manchmal zuckte ich zusammen, weil es gar zu heftig wurde. Doch gab mir diese Technik das Gefühl der Sicherheit, dass das Baby da durch passen würde. Die Angst, dass es mich zerreißen könnte, war verflogen. Ich dachte nicht mehr daran.
Ich schob und presste mit aller Kraft. Zwischen den Presswehen war ich 100% konzentriert. Wie eine Heldin, eine Amazone kam ich mir vor. Beim Pressdrang befreite ich mich durch kräftiges Drücken, das war manchmal wie Fliegen.

Die Endorphine trugen wohl auch das Ihrige dazu bei. Das mit dem Öffnen klappte auch nicht so schlecht, ging irgendwie ganz von selbst. Ich wollte den Schmerz so fest wie möglich hinaus drücken.

Leider war es so, dass der Kopf meines Kindes noch nicht richtig im Becken stand, wie er sein sollte. So presste ich eine gute halbe Stunde umsonst, was mir nicht bewusst war. Ich hatte es scheinbar überhört, als die Hebamme es zu Viktor gesagt hatte.

Dies gehört zu den Details, die mir erst nachher von meinem Mann oder meiner besten Freundin berichtet wurden.

Eine Pause vom Hocker wurde empfohlen. Zu langes Verweilen auf dem Gebärhocker konnte dazu führen, dass Gefäße abgedrückt werden und eine optimale Durchblutung behindert wird.

Also gut, die tonnenschwere Gebärende erhob sich, um sich sogleich wieder auf die Erde sinken zu lassen. Auf der Matte kam die nächste Presswehe und ich drückte drauflos, dabei platschte wieder dieses Blut-Fruchtwasser-Gemisch auf den Boden. Ich sah eben die Hebamme mit einer Zellstoff-Unterlage kommen. Es war mir unangenehm und ich entschuldigte mich, weil ich nicht mehr gewartet hatte und hier nun eine Schweinerei hinterließ. Die Hebamme reagierte jedoch sehr rücksichtsvoll, sie würde so etwas fast täglich erleben.

Mit einem Lächeln kam: „Ich war halt nicht schnell genug!"

Das sah ich dann auch so und ich entspannte mich wieder. Nach ein paar Wehen konnte ich endlich wieder auf meinen geliebten Hocker gehen. Irgendwie, obwohl es anstrengend war, hatte ich mich bereits in diese Arbeit eingefügt. Ich wusste nun, was zu tun war und diese innere Spannung war wie weggeblasen.

Auch erinnere ich mich daran, dass ich niemals vergaß, mich bei meinem Mann, der Freundin oder der Hebamme für irgendwelche Dienste zu bedanken. Jede dieser Unterstützungen waren so voller Respekt und Achtung. Es war sehr schön, zu wissen, dass ich nicht allein war und sich jemand um mich sorgte.

Ein neues Gefühl der Demut und Dankbarkeit war da. Für die Globuli, die mir auf die Zunge gelegt wurden, für die Schlucke kalten Wassers, für das Zureden und das Halten von Viktor, der mir auch das Gesicht immer wieder mit einem feuchten Waschlappen erfrischte, weil mir so heiß war. So stark die Schmerzen auch waren, das DANKE kam immer. Und ich hatte dieses Wort noch niemals so aufrichtig gemeint.

Beim Pressen wurde ich manchmal instruiert, den Kopf an die Brust zu drücken und den Mund zu schließen, dabei fest hinunterzuschieben. Eigentlich war diese Methode nach heutigen Maßstäben „old-school". Denn ich hatte gelesen, dass die modernen Frauen ihre Kinder, ohne Betäubung, total entspannt, bloß noch aus zu atmen brauchen. Obwohl auch ich mich auf so etwas eingestellt hatte, wollte es einfach nicht klappen.
Unglaublich für mich war immer wieder, wie lange ich in der Lage war, die Luft anzuhalten.

Das lief so ab: Die Presswehe kommt, das Ziehen im Unterleib und Becken wird stärker, noch stärker, ahhh, tief einatmen und vor und schieben – 1 2 3 4 5 6 7 8 9 10 11 12 13 14...richtig lange, bis zu dem Gefühl, bei dem du glaubst, gleich ohnmächtig zu werden, dann wird der Pressdrang weniger und der Wehenschmerz und der Druck im Becken stärker.

„Aua", hörte ich mich ein paarmal sagen. Man erzählte mir danach, dass mein Bauch an den Seiten, meine Brust, mein Hals und mein Gesicht bei den Presswehen krebsrot geworden sind.

Richtig anstrengend war das.

Nun sollte ich ein paar Wehen veratmen und versuchen nicht zu pressen. Zwischen den Wehen wurde immer das CTG angelegt, um die Herztöne vom Baby zu überwachen. Manche Dinge konnten mich aus diesem Schwebezustand der Konzentration herausholen, zum Beispiel die Tatsache, dass mit Fortschreiten der Geburt der Wehenschreiber sukzessive immer ein Stückchen weiter unten angelegt wurde. Das zeigte mir, das Baby bewegte sich vorwärts, es würde wirklich da rauskommen. Leider konnte ich nicht genau fühlen, wo es sich konkret befand. Diese Spannung und die Kontraktionen überdeckten alles.

Zwischen den Wehen war nun die Spannung noch stärker geworden, ein starkes Dehnen und Ziehen in Becken und Steiß dominierte. Ich konnte mich nur ganz vorsichtig bewegen, weil ich fürchtete, mein Becken würde zerbersten.

Das Nicht-Pressen-Dürfen war nicht so einfach, doch alle Anwesenden halfen mir, die richtige Atmung beizubehalten.

Kurz ein Aufflackern: „Hoffentlich ist mein Baby gesund!".
Das Kind fiel mir erst wieder ein, wenn seine Herztöne
abgehört wurden. Da wurde ich mucksmäuschenstill, um nur ja keine
Unregelmäßigkeit zu überhören. Ich wagte kaum zu atmen, so
besorgt war ich.

Wenn ich hörte, dass es klang wie immer, holte ich tief Luft
und war so erleichtert, eine Welle der Liebe überrollte mich. Das war
unvergleichlich schön.

Es tat mir plötzlich so leid, weil ich fürchtete, es müsse doch
zerquetscht werden. Doch diese Sorge verflog so schnell wieder, wie
sie gekommen war, als gleich darauf die nächste Wehe meiner vollen
Konzentration bedurfte.

Der Kopf wollte sich immer noch nicht richtig einstellen und
ich presste mittlerweile schon eineinhalb Stunden vergeblich. Ich
sollte mich wieder hinlegen, auf den Boden. Ich mied das
vorgeschlagene Bett, darum bekam ich eine Matte.

Am Boden fühlte ich mich sicherer.
In Seitenlage wurde mein Körper, dessen einzelne Zellen
Schwerstarbeit leisteten, von meinen Helfern massiert,
durchgeknetet, geschüttelt und gestreichelt. Irgendwie tat es gut,
auch wenn es den Schmerz nicht nahm. Wer was streichelte hätte ich
nicht unterscheiden können.

Die Hebamme bot mir ihre Schulter an, auf die ich mein
linkes Bein abstützen sollte. Bei den Presswehen würde sie fest
dagegen drücken, wenn ich mich abstemmte.
Naja, mal sehen, ob sie soviel Kraft hat?

Ich empfand sie manchmal wirklich liebevoll, auf ihre etwas
kühlere Art. Sie verhielt sich die meiste Zeit ganz ruhig, abwartend,
beobachtend, was ich nun als sehr schön empfand. Sie ließ einfach
geschehen, so wie ich, was mich selbst überraschte.
Ich hatte kapituliert. Die Natur hatte mir auf unmissverständliche
Weise gezeigt, dass es sinnlos war, mich mit ihr anzulegen, mich
gegen sie aufzulehnen. Und ja, irgendwie tat es sogar richtig gut,
jetzt einfach loszulassen, die Kontrolle abzugeben und sich der Natur
hinzugeben.

Ich wollte ja Mutter werden, das gehörte mit dazu. Ich verstand das erst jetzt.

Manchmal musste die Hebamme mir auch zärtlich zureden, dann streichelte sie mich, lobte meine Tapferkeit und schien sehr mitfühlend. Die Tatsache, dass es so gut voran ging beruhigte mich und schenkte mir Berge an neuen Kräften.

Dennoch dürften meine Presswehen nicht effizient genug gewesen sein, mein Organismus war von den sehr heftigen Wehenstürmen schon einigermaßen müde geworden. Es wurde zu einem Nasenspray geraten, der die Kontraktionen wieder verstärken würde. Frau Hebamme erklärte mir ganz genau, wie das Spray wirken würde und dass es immer nur eine Wehe verstärkte. Sonst würde es nichts tun.
Sie meinte, ich hätte meine Munition bei der rasanten Eröffnungsphase verpulvert. Ich gab mein OK für das Spray. Nur her damit, es sollte nur bald vorüber gehen.

„Ich würde so gerne schlafen!", hörte ich mich jammern.

Erneut ging es auf den Hocker. Das Aufstehen und das Gehen waren noch beschwerlicher geworden. Meinen Unterleib konnte ich kaum mehr spüren, so intensiv waren die Empfindungen in meinem Becken.

Wie in den Büchern von Sheila Kitzinger erklärt, fühlte es sich an [...als hätte man eine Melone in der Scheide und im Becken stecken.]

Dieses Gefühl war so befremdend und machte mich unsicher. Soll man diese Melone jetzt festhalten, damit sie nicht mit dem ganzen Gewicht herausfällt oder lieber anschieben?

„Nein, nicht anschieben!", meldete sich sofort eine vertraute Stimme in mir: „Nein, um Himmels Willen, nicht anschieben! Dieses Riesending wird alles zerfetzen!"

Normalerweise wäre ich nun bei diesem Gedanken verblieben, hätte mich da hinein gesteigert und mir das Schlimmste bis ins Detail ausgemalt.

Doch zum Glück kam die nächste Presswehe und alle Zweifel, ob ich nun diese Melone aus mir rauskatapultieren sollte oder nicht, waren dahin. Ich musste einfach schieben, ob ich wollte oder nicht. Denn wenn ich es nicht tat, würde ich auch zerplatzen!

Wieder ein Paniksturm in mir, weil ich wusste, dass ich keine Wahl hatte, dass sich dieses Ereignis der nahenden Austreibung nicht mehr stoppen ließ.

Doch war es nicht das Wundervollste, was mir je passieren konnte?

Ich durfte diese Macht so intensiv erleben, ohne dass sie mich umbrachte, und ich spürte im tiefsten Inneren, dass es eine gute Kraft war, die hier arbeitete.

Ich hatte in den letzten Monaten soviel Angst durchgestanden, und das Erlebte war bis jetzt besser, als ich es mir vorgestellt hatte. Ich hatte so starke Schmerzen tapfer ausgehalten.

Ich spürte, wie viel Stärke da in mir sein musste. Weil ich verstanden hatte, dass ich nur gewinnen konnte, wenn ich MIT dieser Kraft arbeiten würde.

Und nun wusste ich auch, dass ich es schaffen würde, mich zu öffnen, dass ich loslassen würde. Nicht weil ich es musste, sondern, weil ich es tatsächlich so wollte. Ich hatte mich entschlossen, mich der Natur anzuvertrauen, ich bejahte, was jetzt in mir wühlte, ich ließ mich treiben und blieb dennoch äußerst konzentriert.

Wieder auf dem Hocker. Die gute Hebamme teilte mit, dass das Liegen nun erfolgreich gewesen war, und der Kopf des Babys sich richtig gedreht hatte.

Als ich nun wieder zu pressen anfing, hörte ich sie voller Freude rufen: „Ja, so ist es gut, jetzt rutscht der Kopf auch nicht mehr zurück!"

Es dürfte so gewesen sein, dass beim Pressen der Kopf sehr wohl weitergedrückt wurde, wenn ich jedoch mit dem Schieben aufhörte, rutschte er wieder dahin zurück, wo er war. Ein paar Stunden war dies so verlaufen, erzählte man mir im Nachhinein. Ich selbst bekam von dieser Tatsache nichts mit. Wie konnte ich denn wissen, wie es sich „richtig" anfühlt, wenn ich es noch nie erlebt hatte?

Aber nun tat sich was. Bei jedem Anschieben lobte mich die Hebamme. Immer wieder wurde mir Wasser angeboten. Sie waren alle so lieb und besorgt. Viktor redete mir gut zu und ich ließ mich von ihm festhalten und stützen. Sein fester Halt gab mir Sicherheit.

„Tu ich dir eh nicht weh?", fragte ich ihn, nachdem ich wieder einmal eine Presswehe überstanden hatte, bei der ich seine Hände allzu fest gedrückt hatte. Auch meine Freundin reichte mir manchmal die Hand, um mich festzuhalten. Ich krallte mich wohl einmal zu stark in ihre zarte Haut, und bemerkte das erst, als sie losließ, oder besser gesagt, als ich sie losließ. Das tat mir sehr leid, ich entschuldigte mich, weil ich vermutete, ich hätte sie blutig gekratzt. Sie erwiderte nur, dass es nicht der Rede wert sei, bei der Heftigkeit meiner Empfindungen.

Vermutlich hatte sie Recht.

Richtig wohl tat mir der kalte Waschlappen, mit dem man mir das Gesicht abwischte. Wie wunderschön in solchen Stunden Freundschaftsdienste sein können und wie gut sie tun, das glaubt man gar nicht.

DANKE!

Ganz vergaß ich zu fragen, wie spät es denn schon war, und wie lange es noch dauern würde, so verbissen war ich bei der Arbeit, die mich völlig einnahm. Und es war schön, diese Arbeit zu leisten. CTG. Herztöne bestens. Liebe. Freude. Kraft.

Nun hatte sich wieder etwas verändert.

Der Druck nach unten war jetzt ungeheuer stark geworden.

War es bald soweit?

Mein Kind steckte nun in meinem Becken, das Gefühl war beängstigend und doch fantastisch. Und jetzt nur nicht zusammenzwicken, riet ich mir. OFFEN BLEIBEN! Wie lange noch?

Ich freute mich auf die nächste Wehe, doch als sie kam, geriet alles in mir in Panik und maßlose Angst. Ich wusste, ich würde schieben müssen und es würde immer mehr wehtun.

Und so war es auch, doch ich war ja vorbereitet. Ich blieb ganz ruhig und konzentrierte mich auf das Atmen und dieses weitende Gefühl in meiner Mitte.

Wieder eine Wehe. Wieder ein paarmal mitschieben, mit aller Kraft zum Schmerz schieben. AU weia!

Der Druck, der dabei entsteht ist gigantisch! Woher ich die Kraft nahm, bei dem Brennen und dem Gefühl eines Beckenbruchs, nicht zu verkrampfen...das muss der Überlebenstrieb gewesen sein. Zeitweise sah ich alles wie durch einen Nebel. Die Musik im

Hintergrund wurde immer wieder richtig laut, dann wieder leise, und wieder laut...Die Bewegungen der Hebamme im Raum, sowie auch meine eigenen schienen langsam und träge zu sein. Das waren jetzt wohl die Endorphine. Sie wirkten super! Ich hatte Wahnsinnsschmerzen, aber ich hielt sie gut aus.

Birgit meinte, ich hatte total „stoned" ausgesehen, in den Wehenpausen hatte ich mit offenen Augen irgendeinen Punkt im Raum fixiert und war völlig still. Auch wenn man mir Globuli oder Wasser gab, schien ich total weg getreten zu sein.

Doch das war ich keineswegs , wie sonst würde ich mich so gut an all dies erinnern können? Ich erinnere mich sogar daran, dass mir während einer Presswehe ein Globuli aus dem Mund fiel. Auch dass es mir, wider Erwarten, egal war.

Ich tankte einfach Kraft. Und mein Unterbewusstsein wusste anscheinend am besten, wo es genug davon gab. Es scheint, als hätte ich jeden Funken Energie im Raum eingesogen.

Nun kam wieder der Arzt herein und machte ein besorgtes Gesicht. Er blieb im Raum. Ich beobachtete ihn mit Argusaugen.

Der attraktive junge Arzt hockte leger angelehnt am Gebärbett und nahm als stiller Betrachter am Geschehen teil.

Er fragte mich zwar nicht, ob er mich stören würde, doch es war für mich in Ordnung, weil ich ihn von den Akupunktursitzungen in der Schwangerschaft kannte. Außerdem mochte ich ihn. Da er nun in meinem Blickfeld war, konnte ich häufig seine Mimik sehen. Interessant fand ich seinen mitfühlenden, besorgten Blick auf meinen Damm, wenn ich presste. Ein bisschen beunruhigte mich dieser, als mir dämmerte, dass er doch Frauenarzt war und so etwas sicherlich schon mehrmals beobachtet hatte. Er schien wirklich mitzufühlen, der arme Kerl.

Wenn er mir ins Gesicht sah, drückte er ermutigend und mit einem lieben warmen Lächeln die Augen zusammen. Ich lächelte dankbar zurück, denn ich fühlte mich wirklich sicher, respektiert und behütet. Alles geschah, wie ich es mir gewünscht hatte. Man würde auf uns achtgeben, das wusste ich.

Die Hebamme bearbeitete meinen Damm, kraftvoll und mit viel Druck.

Sie strengte sich offenbar richtig an und erklärte: „So ein fester Beckenboden! Puh!! So etwas hatte ich noch nie!"
Ich wusste das, doch es verwunderte mich, hatte ich doch monatelang darauf geachtet, dass er für diese Stunde erschlaffen würde.

Sie ging und holte ein Bündel. Ein Pennal, das sie sogleich öffnete. Zu meinem linken Fuß lagen nun alle möglichen Scheren und Stahldinger ausgebreitet.
In mir machte sich ein Fluchtreflex breit. Aber ich konnte mich ja kaum bewegen!
„Bitte, bitte nicht schneiden!"
Mir war brennheiß.

„Ja, die haben sie wieder ganz großartig geschafft! Jetzt dauert es nicht mehr lange! Wollen Sie mal nach unten greifen?"
Ich wollte schon fragen, WIESO?
Naja einen Versuch konnte ich ja wagen...
Ich nickte zögernd. Sie nahm meine Hand und lenkte sie behutsam nach unten.
Ich führte langsam und gespannt, die Luft anhaltend, zwei Finger in die geweitete Öffnung meines Scheidenausgangs.
„HUCH!" Ich erschrak. Mit aufgerissenen Augen und Mund starrte ich die Hebamme an. Mein Atem stockte kurz.
„Ist das der Kopf von meinem Kind? Ja?"
Ich war fassungslos und hatte das Gefühl, zu fliegen.
Das ging wirklich? Das ging wirklich bei mir! Ja, das musste in der Tat ein Säuglingskopf sein!

Was ich mit meinen Fingern fühlte, spürte sich warm, fest und glitschig an. Ich empfand auf einmal große Ehrfurcht vor dem, was ich da begreifen durfte.
Und völlig aus dem Häuschen wollte ich nun erfahren, ob es Haare hat. Die Hebamme konnte es noch nicht genau sagen. Ich war so gerührt und hätte sich nicht bereits die nächste Presswehe angekündigt, ich hätte sicherlich eine Runde ganz schrecklich geheult vor Freude.

Die Hebamme drückte mit ihrer Hand auf meinen Damm und wies mich nun an, dahin zu schieben, wo ich ihre Hand spürte, die kräftig das Gewebe bearbeitete und dehnte. Die Kaffeekompressen, die sie auf meine Bitte hin machte, waren warm und entspannend. Sie entfalteten spürbar ihre Wirkung auf meinen Damm, der in den nächsten Augenblicken die bislang größte Herausforderung seines Lebens zu überstehen hatte.

Seit ich den Kopf von Sarah gespürt hatte, war die Angst weg. Die Neugier deckte alles andere zu. Es war so unglaublich für mich, dass die zarten Knochen dem Druck da unten standhalten konnten. Mit jedem Schieben wurde er stärker. Nun saß ich auch nicht mehr ganz ruhig auf dem Hocker. Alles war unangenehm. Ich wollte eine Position finden, die mir ein wenig Erleichterung verschaffte, doch es gab sie nicht wirklich. Mein Becken wurde auseinander gedrückt, wie sollte ich entspannen? Trotzdem konzentrierte ich mich auf Atmen und Loslassen.

Dass der Kopf nicht mehr zurück rutschte, war zwar aus rationellen Gründen von Vorteil, jedoch für mein aktuelles Empfinden nicht unbedingt wohltuend. Jedes Schieben verstärkte die Dehnung und das Brennen.

Nun kam die Hebamme mit einem Handspiegel zurück. Würde sie mir jetzt mein Kind zeigen? Ich konnte gar nicht glauben, was da geschah. Man konnte ES schon sehen?!

Oh nein! Danke, das wollte ich wirklich nicht sehen! So genau wollt ich es auch wieder nicht wissen.

Aber spüren, ja spüren wollte ich es noch einmal. Ich griff wieder zwischen meine Schamlippen, die sich schon etwas geöffnet hatten und spürte wieder nach, wollte es begreifen.

Es brauchte jetzt noch ganz viel Kraft, damit mein Mädchen geboren werden konnte. Als die nächste Presswehe anrollte, sprühte die Hebamme mit dem Nasenspray in beide Nasenlöcher. Ich selbst merkte kaum, dass etwas stärker wurde, als es ohnehin schon war.

Von Schmerzen im Bauch kann ich zu diesem Zeitpunkt nichts mehr berichten. Möglich, dass sie da waren, doch ich nahm sie nicht mehr wahr. Alles konzentrierte sich auf mein Becken und meine Scheide. Und allmählich auch auf meinen Damm.

Wenn ich sah, dass die Hebamme eine Hand zu diesem Pennal ausstreckte, lugte ich argwöhnisch auf jede Aktion ihrer Hände.

Sie bemerkte es und beruhigte mich: „Ich habe ihnen ja versprochen, nicht zu schneiden, wenn sie gut mithelfen!"

Alle im Raum schmunzelten jetzt. Auch ich. Beschämt.

Ein zerberstendes Gefühl im Beckenbodenbereich, unbeschreiblich dehnend und öffnend, zwang mich in dieser stillen Spannung und Erwartung auf die nächste Wehe dazu, mich ablenken zu wollen. So fragte ich spontan die Hebamme, wie lange sie schon Hebamme sei, ob der Beruf ihr Spaß machte, ob sie selbst Kinder hätte.

Sie hob nun den Blick von meinem Damm weg und ihr Blick sah besorgt aus. Hatte ich etwas Falsches gesagt? Es interessierte mich eigentlich wirklich, mochte ja sein, dass der Zeitpunkt etwas verfehlt war. Dennoch gebe ich zu, ihre Antwort nicht richtig registriert zu haben, obschon ich ganz sicher bin, dass sie mir geantwortet hatte. Eigentlich wunderte ich mich in diesem Augenblick selbst über diese Frage.

Ich schob weiter, mit aller Kraft und sie nahm nun den Spiegel zur Hand. Sie wollte mir das da unten zeigen, doch so sicher ich bis zu diesem speziellen Tage war, dass ich mir auch diesen Anblick nicht entgehen lassen würde, sosehr fürchtete ich mich jetzt davor. Es war im Moment nicht förderlich, wenn ich mich dem Spiegelbild meiner heiligen Vagina in solch einem fragilen Zustand stellte.

Sie justierte den Spiegel: „Sehen Sie?"

Ich log: „Jaja", sogar ohne schlechtem Gewissen. Sie hatte sich doch so lieb Mühe gemacht.

Wie würde das mit dieser Spannung weitergehen? Wie viele Presswehen hatte ich denn nun schon? Wie stark würde das alles noch werden? Wann zerreißt es mich? Es musste jeden Moment passieren.

„Nun wird es nicht mehr lange dauern!", verdeutlichte die Medizinfrau zu meinen Füßen.

„Ein paar Presswehen noch und der Kopf ist geboren!"

Allzu lange würde ich das sowieso nicht mehr ertragen können. Diese offene Empfindung, dieses weit Aufgespreizte machte mir zu schaffen. Genauso, wie ich es befürchtet hatte. Ein wahrhaft wunder Punkt in meinem Leben.

Mit aller Kraft presste ich, mit aller Kraft dehnte es mich auseinander. Jetzt musste es doch bald endlich vorbei sein!

Der stumme Medizinmann zu meiner Rechten, meldete sich zu Wort: „Wollen Sie sich nicht aufs Bett legen, ich könnte Ihnen helfen?"

Mir war klar, dass er es wirklich aufrichtig meinte, doch ich dankte ihm lächelnd und antwortete ganz ruhig und bestimmt: „Nein danke, ich schaffe das. Ich kann mein Kind allein zur Welt bringen."

Mag sein, dass etwas diesen Zustand lindern würde, ich gehe davon aus, er wollte mitdrücken, Vakuum ansetzen, was weiß ich. Hatte ich doch nicht all die Stunden so wacker durchgehalten um im letzten Moment w.o. zu geben.

Ein neuer Stolz war entkeimt.

Viktor durfte ein wenig von oben mitdrücken, indem er die Hände über meiner Riesenkugel verschränkte, wenn ich schob. Er konnte spüren, wie das Baby sich mit seinen Füßchen bei seinen Armen und meinen Rippen abstieß. Es half erkennbar mit.

„Los Los Los, ja, gut gut gut gut, weiter weiter weiter, der Kopf kommt schon! Weiter weiter....!"

Aua! Jetzt hatte ich wirklich bald genug! Immer noch nicht da der Kopf!

Es erforderte in der Tat eine Menge Mut, genau dahin zu pressen, wo es höllisch brannte. Jedes Mal musste ich mich überwinden, doch die Entscheidung fiel aufgrund des bereits häufig erwähnten Pressdranges nicht allzu schwer.

Jetzt war mir aber schon alles egal. Ich presste drauf los, schlimmer konnte es nicht mehr werden.

Ein Brennen, dass so stark war, dass ich den Riss förmlich zu hören schien. Das musste meine Harnröhre gewesen sein. Egal. Ein dumpfer Druck in meinem Enddarm baute sich auf, so als würde man mir einen Riesendildo in den Arsch stecken und darin herumfuhrwerken. Das ging so schnell und war so einnehmend, dass es mich verwirrte und ich diese Rissempfindung gar nicht mehr richtig lokalisieren konnte.

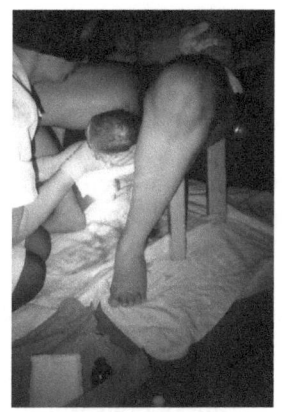

Egal. Weiterschieben!
„Ja, weiter weiter weiter weiter.....
gleich weiter..!"
JAAAAAAAAAAAA!!!!!
Was für ein unbeschreibliches Gefühl!
Der starke Druck war augenblicklich weg.
Der Kopf meines Kindes war da.
Oh mein Gott, mein Baby war fast da!
Nach drei Stunden pressen und ca. 50 Presswehen!

Die nächste Wehe kam, ich presste fest mit und die Hebamme zog am Kopf. ÖFFNEN – flutsch – AAAAAAAAAHHHHHHHHHHHH!
So schnell und heftig, dass ich gefühlsmäßig und geistig definitiv nicht folgen konnte. Es fühlte sich an, als ob mir ein Teil meines Körpers förmlich herausgerissen wurde, jedoch ohne

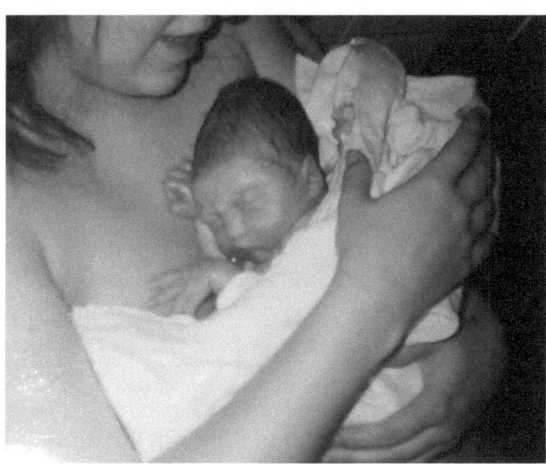

Schmerz. Und dann war da auf einen Schlag diese Leere, wo noch vor einer Sekunde alles aufs Äußerste gespannt war.

21.27 Uhr: **Mein Baby war da!** Nein, ich konnte es gar nicht fassen!
Es wurde mir auf den

Bauch gelegt. Tatsächlich, ein kleines perfektes Menschlein war da in mir gewachsen und ICH hatte es eben geboren! ICH!?!
So zierlich und hilflos lag sie da, meine Tochter Sarah. Und ich konnte meinen Respekt vor diesem unschuldigen Menschen, der nun völlig auf mich angewiesen war, überhaupt nicht fassen.

Mein kleines Mädchen mit seinem langgezogenen, roten Köpfchen lag hier auf meinem Bauch, glitschig, weich und warm. Sie blinzelte leicht aus ihren etwas verquollenen Augen. Ein Wesen aus einer anderen Welt, kam mir in den Sinn. Unglaublich zerbrechlich und verängstigt schien mir mein Frühchen. Ich empfand unermessliche Dankbarkeit für dieses Geschenk. Da lag sie nun leise quengelnd auf meinem Bauch und strampelte zart. SO also sah das aus, wenn sie sich in meinem Inneren bewegt hatte?

Ich wollte sie weiter zu meinem Herzen hochziehen, doch die Nabelschnur war irgendwie zu kurz geraten. Das kam öfter vor, beruhigte mich die Hebamme. Ich solle mir keine Sorgen machen, sie sei ein zierliches Mädel, aber zäh und pumperlg'sund.

HURRA!
Wir hatten es geschafft!
Nach ca. 7 Minuten durfte Viktor die Nabelschnur durchtrennen.
Nun waren wir entzweit.

Und dennoch werden wir für immer durch eine unsichtbare Schnur verbunden bleiben.

*

Die Nachgeburt erlebte ich auf dem Bett, nun war das Liegen in Ordnung. Mein Steißbein schmerzte und der Hocker war unbequem geworden. Mit viel Hilfe vom Arzt, meinem Mann, sowie der Hebamme konnte ich die zwei Meter zum Bett gehievt werden.
Ich war echt erledigt.
Während dieses Umzugs nahm mir eine zierliche Krankenschwester mit einem warmen Lächeln mein Kind ab. Ich ließ Sarah nicht aus den Augen. Kaum lag ich waagrecht musste sie mir sofort in die Arme gelegt werden.
Mein Baby.

Sogleich legte die Hebamme mein Kind an meine rechte Brust. Nicht so sanft drückte sie daran herum. Aua! Meine Kleine war sehr müde und erschöpft, dennoch wollten wir, dass sie trinkt.

Mit geübtem Griff presste die Hebamme meine Brustwarze samt Warzenhof und ein paar kleine Tröpfchen Kolostrum kamen zum Vorschein. WOW! Meine Kleine dürfte dies gerochen haben, denn sie dockte an und das erste Mal durfte ich am eigenen Leib erfahren, wie stark der Saugreflex, selbst bei einem zu früh geborenen Baby, ausgebildet ist. Die muss geübt haben im Bauch!

Sie saugte bloß ein paarmal, das genügte wohl fürs Erste.

Ich lag nun auf dem Rücken und mein Kind auf meinem Brustkorb. DANKESCHÖN! DANKESCHÖN! Ich sagte es laut und hielt die Hand der Hebamme, die meine Wange streichelte, während sie mir sagte, wie tapfer ich durchgehalten hatte.

So viel Glück! Ich war jetzt Mutter!

Eine halbe Stunde nach der Geburt warteten meine Geburtshelfer auf den letzten Teil: Die Nachgeburtsphase. Doch meine Gebärmutter hatte noch nicht wieder kontrahiert. Sie war wohl auch einfach zu müde, um selbst noch mal tätig zu werden. Meine Hebamme wusste sich zu helfen. Kaum hatte sie begonnen, ein wenig meinen wabbeligen Bauch zu massieren kündigte sich die letzte Wehe an.

„Und jetzt noch einmal ganz fest mitdrücken", forderte sie mich auf, während sie mit gekonntem Griff meine Gebärmutter massierte.

Ich presste noch einmal fest und schon flutschte die Plazenta aus mir heraus in eine Metallschüssel. Die Hebamme hatte wohl gezogen, denn es ging ungeheuer schnell. Na Gott sei Dank!

Merkwürdigerweise war ich nun doch unsicher, ob sie mich hatte schneiden müssen?

„Nein, aber wir müssen schauen, ob nicht etwas gerissen ist."

Vorsichtig ging sie ans Werk und der nette Doktor stand dabei. Da glotzten diese beiden Menschen auf meine grell beleuchteten, heiligen Teile und berieten sich, fachsimpelten da zwischen meinen Beinen und erklärten nach ein paar Minuten des Herumtupfens, dass ein kleiner Riss von ca. 2 cm entstanden wäre.

Ich hörte „Kleiner Riss" und meldete mich sogleich zu Wort.
„Ach, ein kleiner Riss, das macht doch nichts. Den brauchen wir nicht nähen! Lassen Sie's gut sein. Dankeschön!"
Der Doktor kam schmunzelnd: „Müssen wir nicht?"
„Nein", sagte ich.
„Doch, müssen wir."
Ach geh!
Er erklärte mir, dass es darauf jetzt auch nicht mehr ankäme und dass er mir nicht wehtun würde.
Er war so überzeugend.
„Aber wehe, es tut weh!", warnte ich ihn.
Ich bekam einige Injektionen in meine Vulva und Scheide, die taten schon ein wenig weh und ich musste zucken.
Aber eigentlich war dies eine Bagatelle im Vergleich zu den vergangenen Stunden.
Ich hasse Nadeln, hab ich das schon erwähnt?
Doch ich muss gestehen, es hat wirklich kaum wehgetan.
Der Doktor verstand es, mich gut abzulenken.
Er machte Scherze über meine Bücherweisheit, gab aber zu, dass man mir nicht schnell etwas vormachen kann. Er war wirklich ein Arzt mit Humor.

Das Nähen dauerte an die 20 Minuten.

Über eineinhalb Stunden lagen wir da auf dem Bett, mein Schatz und ich. Zum Untersuchen und Wiegen wollte ich keine Sekunde von ihr getrennt sein.

Also brachte man mir einen Rollstuhl und half mir hinein. Einen Moment später hielt ich mein Frühchen wieder im Arm. Kinderschwester und Hebamme bewunderten meine üppige Haarpracht und boten an, mich ein wenig zu bürsten. Das war sehr schön. Ich konnte diese Geste sehr gut annehmen und richtig genießen. Diesen Luxus hatte ich mir nach all den Strapazen redlich verdient. Wie eine Königin fühlte ich mich. Und so wurden wir ins Kinderzimmer geschoben, wo ich um 23.30 Uhr das leckerste Butterbrot meines Lebens genossen habe.

Gebadet wurde mein Kind nicht. Sie war einfach so schön. Das bisschen Käseschmiere, warum sollte man es abwaschen?. Sarah wog 2250 g und war 47 cm lang.

Ich war müde. Ich war erledigt. Doch ich schlief in dieser Nacht keine Minute. Und ja, es war in der Tat das schönste Gefühl der Welt!

Ich genoss den Anblick meines Wunders im Schein der Straßenlaterne vor dem Zimmerfenster.

Es war einfach nicht zu fassen. Ich ließ mir alles wieder durch den Kopf gehen. Was war das für ein mysteriöser Tag gewesen? Der schönste Tag in meinem Leben. Mit Sicherheit war ich in diesen Stunden der glücklichste Mensch im Universum. Ich habe das Gefühl, an diesem ersten Frühlingstag im März wurde nicht nur meinem Kind das Leben geschenkt. Auch ich wurde neu geboren.

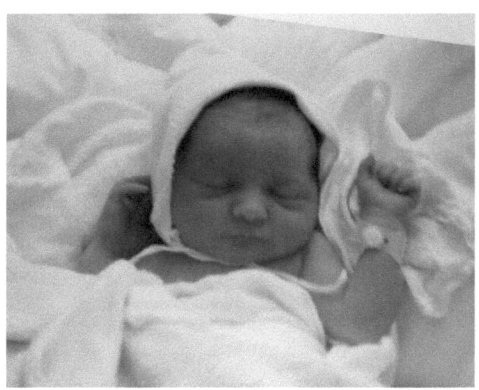

Fortsetzung folgt....

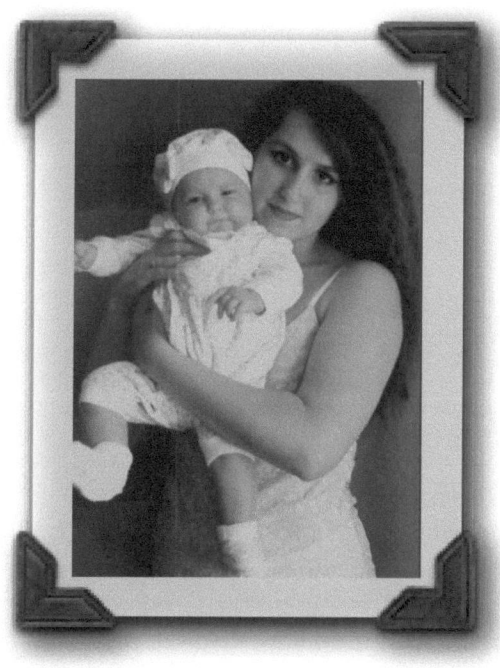

M.C. Strobl, geb. 1972,
ist Musikerin und Mutter von 4 Kindern
und lebt mit ihrer Familie in
Niederösterreich.
www.mcstrobl.jimdo.com

Bisher veröffentlicht:

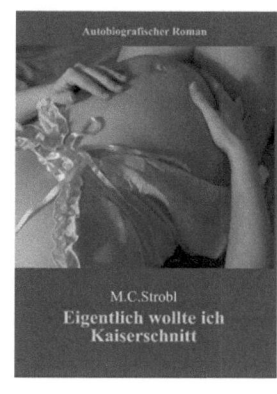

In Arbeit:
Aus der Reihe: „Abenteuer Selbstbestimmte Geburt"

2. Meine erste Hausgeburt – Maria kommt zur Welt
3. Meine Sternguckergeburt zuhause – Simon kommt zur Welt
4. Meine vierte Geburt – Jonathan kommt zur Welt
5. Die heilige Vagina! Dammschnitt, nein danke!
6. Eine gute Geburt

INTERNET

Autorenhomepage
www.mcstrobl.jimdo.com

Stillen
www.lalecheliga.at.at

Geburtsallianz Österreich
www.geburtsallianz.at

Hebamme Ina May Gaskin
www.inamay.com

Sheila Kitzinger
www.sheilakitzinger.com

Weltgesundheitsorganisation
www.who.int

Hebammenzentrum
www.hebammenzentrum.at

Geburtspool
www.geburtspool.de

Hebammen Österreichs
www.hebammen.at

LITERATUR

Antonic Magda, Dr., Schwangerschaft und Geburt, Urania, 1999
Balaskas Janet, Aktive Geburt, Kösel, 1993
Balaskas Janet, Gordon, Jehudi, Schwangerschaft und Geburt, Trias, 1997
Balaskas Janet, Yoga für Schwangere, Kösel, 1992
Bloemeke Viresha J., Es war eine schwere Geburt, Kösel, 2003
Bornemann, Rainer, Kaiserschnitt – Operation und Geburt, Kario, 1989
Dahlke, Rüdiger, Margit; Zahn, Volker, Der Weg ins Leben,
Schwangerschaft und Geburt aus ganzheitlicher Sicht, Bertelsmann, 2001

Hay, Luise L., Heile deinen Körper, Alf Lüchow, 31. Auflage, 1995

Horny-Dereani Petra, Geboren im Schutz der großen Göttin, 2008

Dick-Read, Mutterwerden ohne Schmerz, Hoffmann und Campe, 1950

Enning Cornelia, Heilmittel aus Plazenta, Medizinisches und Ethnomedizinisches, 2003

Flanagan Geraldine Lux, Die ersten neun Monate des Lebens, Rowohlt, 1963

Fuchs Nancy, Sonne für die Kinderseele, Herder, 1996

Gaskin Ina-May, Die selbstbestimmte Geburt, Kösel, 2004

Goerke und Bazlen, Kay, Ulrike, Pflege Konkret, Gynäkologie Geburtshilfe, Gustav Fischer, 1998

Jakobs Leonie, Schön macht's nicht, aber glücklich, Kiwi, 2008

Kirkilionis Evelyn, Prekop Jirina, Ein Baby will getragen sein, Kösel, 1999

Kitzinger Sheila, Das Erlebnis der Geburt, Kösel, 1992

Kitzinger Sheila, Das Jahr nach der Geburt, Kösel,

Kitzinger Sheila, Natürliche Geburt. Ein Buch für Mütter und Väter, Kösel, 1991

Kitzinger Sheila, Schwangerschaft und Geburt, Kösel, 1992

Kitzinger Sheila, Geburt, Kindersley, 2003

Knubben, Birgitt und Werner, Du bist eine Geschenk, Herder, 1986

Kuckuck Anke, Luckmann, Clara, Zärtlich und stark, Mütter auf der Suche nach ihrer Lust, Rororo, 1998

La Leche League, Handbuch der stillenden Mutter, Selbstverlag, 1986

Leboyer, Frederic, Das Geheimnis der Geburt, Kösel, 1996

Leboyer Frederic, Geburt ohne Gewalt, Kösel, 1992

Lothrop Hannah, Das Stillbuch, Kösel, 1993

Martin, William, Das Tao de King für Eltern, Aurum, 1999

Mongan Marie F., HypnoBirthing, Mankau, 2010

Müller-Platow Hermann, Die gesunde Frau, Bremer Brücken Verlag, 1959

Nilsson Johan, Es ist wie Verliebtsein, Herder, 2005

Nilsson Lennart, Ein Kind entsteht, Mosaik, 1990

Oblasser Caroline, Ebner Urlike, Saling Erich, Wesp Gudrun, Der Kaiserschnitt hat kein Gesicht, Edition Riedenburg, 2008

Oblasser Caroline, Eirich, Martina, Luxus Privatgeburt, Edition Riedenburg, 2012

Oblasser Caroline, Lass es raus! Die freie Geburt. Methode mit Gebärmutter, Scheide und Co, Riedenburg, 2011

Oblasser Caroline, Masaracchia ReginaUnser Baby kommt zuhause, Edition Riedenburg, 2009

Odent Michael, Die Natur des Orgasmus, Beck'sche Reihe, 2010

Pschyrembel Wörterbuch, Gynäkologie und Geburtshilfe, Walter de Gruyter, 1987

Reinhardt, Margarethe, Geburten, Rowohlt Verlag, 1985

Roy, Ravi & Carola Lage, Homöopathischer Ratgeber, Geburt, Lage&Roy, 1992

Rudolfsson, A., Leib, Seele, Geist, Dr. Strathmeyer's Gesundheitsregeln, Erläuterungen für Denkende, Manuskript, Döring

Schwab Roswitha, Beunruhigende Befunde in der Schwangerschaft, Irisiana, 2008

Springer-Kremser, Marianne, Patient Frau, Springer Verlag, 1991

Stacherl, Sonja, Nähe und Geborgenheit, Walter, 1997

Stoppard, Miriam, Dr., Empfängnis, Schwangerschaft und Geburt, Ravensburger, 1993

Stadelmann, Ingeborg, Die Hebammensprechstunde, Eigenverlag, 1997

Stoppard, Miriam Dr., Das große Buch der Schwangerschaft, Urania, 2005

Taschner, Ute, Scheck Kathrin, Meine Wunschgeburt, Selbstbestimmt Gebären ach Kaiserschnitt, Edition Riedenburg, 2012

Valitutti, Francesco, Das Buch der Vagina, Europa Verlag, 2000

Wilberg, Gerlinde M., Hujber, Karlo, Natürliche Geburtsvorbereitung und Geburtshilfe, Kösel, 1991

Zink Christoph, Pschyrembel Wörterbuch, Gynäkologie und Geburtshilfe, de Gruyter, 1987

Filme

* Meine Narbe, Film über Kaiserschnitt, Mirjam Unger, 2014

*Angst hab ich keine, aber leid tu ich mir jetzt schon, Ein Film über eine Hausgeburt, Maria W. Arlamovsky, Filmtage Wien, 1998

*„Leben jetzt", Geburt im AKH, Univ. Prof. Dr. Peter Husslein, DoRo, 1999

*"Gebären & geboren werden", Berghammer, Ahner, Husslein, Universitätsfrauenklinik Wien

„In die Welt", Constantin Wulff, Portrait einer Geburtsklinik in Wien, Falter, Polyfilm, 2009

„Der erste Schrei", Gilles de Maestre, Geburt in unterschiedlichen Ländern und Kulturen, Arthaus, Studiokanal, 2007

„Das Wunder des Lebens – Faszination Liebe", Lennart Wilsson, ZDF, 2006

„Body Story – Das Neun-Monate-Regime", Doku, Polyband